KB156536

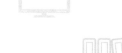

Dream

of

Clinical

Trials

제약회사 임상시험 담당자가 말하는

임상시험의 꿈

유영실 지음

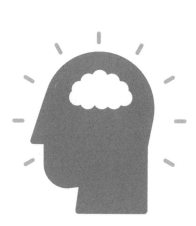

군자출판사

≫ 저자 소개

●●● **유영실**

건국대학교 수의과대학을 졸업했으며,
서울대학교 수의과대학에서 수의 공중보건학으로 석사 학위를 받았다.
현재 유한양행 임상시험팀에서 임상시험담당자로 일하고 있다.

제약회사 임상시험 담당자가 말하는
임상시험의 꿈

첫째판 1쇄 인쇄 | 2017년 2월 28일
첫째판 1쇄 발행 | 2017년 3월 13일

지 은 이	유영실
발 행 인	장주연
출 판 기 획	김기성
편집디자인	이슬희
표지디자인	이상희
발 행 처	군자출판사(주)
	등록 제 4-139호(1991. 6. 24)
	본사(10881) **파주출판단지** 경기도 파주시 회동길 338(서패동 474-1)
	전화(031) 943-1888 팩스(031) 955-9545
	홈페이지	www.koonja.co.kr

© 2017년, 임상시험의 꿈 / 군자출판사(주)
본서는 저자와의 계약에 의해 군자출판사(주)에서 발행합니다.
본서의 내용 일부 혹은 전부를 무단으로 복제하는 것은 법으로 금지되어 있습니다.

* 파본은 교환하여 드립니다.
* 검인은 저자와의 합의 하에 생략합니다.

ISBN 979-11-5955-185-7

정가 18,000원

>> 독자분들께 드리는 말

우리나라 임상시험 산업의 발전에 작은 도움이라도 되었으면 하는 마음으로
부족한 글을 썼습니다.
이 책이 나오기까지 도움을 주신 모든 분들께 감사 드립니다.
오늘도 각자의 자리에서 열심히 일하고 계시는 임상시험 종사자 여러분의 경험과 지식을
존중하며, 이 책의 내용에 대한 의견과 비판을 환영합니다.

●●● 유영실 드림(trustntry@naver.com)

CONTENTS >>>

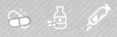

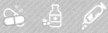

DREAM OF CLINICAL TRIALS >>>>

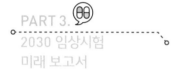

들어가는 말 >>>

한국 임상시험 시장에 대한 모순적 인식

오늘날 한국은 명실공히 세계 임상시험 산업의 메카로 부상하였다. 식품의약품안전처 발표 자료에 따르면 국내 임상시험 승인 건수는 2000년 33건에서 2005년 185건, 2010년 439건, 2015년 675건으로 급격히 증가하였으며, 임상시험 총 규모 국가순위 기준으로도 2007년 세계 19위에서 2015년 세계 7위에 오르며 임상시험 수행 주요 국가로서 자리를 잡았다. 특히 서울은 2012년부터 4년 연속 전 세계에서 임상시험을 가장 많이 수행한 도시로 기록되며 이목을 끌었다. 불과 20여 년 전만 하여도 하나의 산업 분야로서의 임상시험에 대한 개념이 매우 희박하였던 것을 생각하면 단기간에 괄목한 만한 성장을 이룬 것이다.

이러한 양적인 성장과 함께 한국 임상시험 산업계는 1995년 의약품 임상시험 관리기준(KGCP)[1] 시행 이후로 점점 다각도로 강화되어가는 규제와 업계의 많은 고민을 바탕으로 질적인 수준에서도 빠르게 성장해왔다. 근래에도 2012년 한국임상시험산업본부 주최 임상시험 전문 인력 인증제 실시, 2016년 임상시험 종사자 교육 의무화

---

1. KGCP (Korea Good Clinical Practice, 의약품 임상시험 관리기준. 1995.10 시행) : ICH(International Conference on Harmonization, 의약품국제조화회의)-GCP에 상응하여, 우리나라의 임상시험결과가 국제적으로 인정받을 수 있도록 마련된 기준안이다.

등 임상시험 업계 성장의 밑거름을 마련하기 위한 여러 변화가 활발히 이루어지고 있다.

정부는 '2013년 제11차 제약산업 육성·지원 5개년 종합 계획'을 발표한 후 '2020년 세계 7대 제약 강국 도약'을 목표로 2016년 11대 신산업 중 하나로 바이오 헬스 산업을 지정하였다. 이어 신약개발 투자를 지원하기 위해 임상 1·2상 및 국내 임상 3상 시험의 R&D 비용에 대해 최대 30%의 세액공제율을 적용하는 세법 개정안을 발표하고 임상시험 관련 규제를 완화하려는 등 제약산업에 지대한 관심을 보이며 정책적으로 활발히 지원할 의지를 피력하고 있다.

그런데 그간 이루어진 급격한 성장의 결과를 보는 시각이 모두 긍정적이지만은 않다. 가령, 임상시험 승인 건수 증가에 관한 자료를 두고 정부에서는 이를 '성과'로 제시하는 반면, 여러 미디어에서는 똑같은 자료를 제시하며 정부와 제약회사들이 경제 논리에만 입각하여 국민을 위험한 임상시험에 '마루타'로 내몰아 세계적으로 임상시험 건수가 감소하는 추세 속에 유독 한국에서만 급격히 증가하였다며 강하게 비판하고 있다. 또한 임상시험 건수의 증가가 곧 제약산업의 발전으로 이어지는 것은 아니며, 신약 개발의 낮은 성공률과 부작용의 위험성을 고려하여 무분별한 임상시험을 자제해야 한다는 목소리가 높아지고 있다.

한국을 수년 내 세계적인 임상시험 선도 국가로 만들기 위한 역량 강화에 여러 방면으로 애쓰고 있는 정부와 국민들의 인식 사이에는 분명한 온도 차이가 있다. 이러한 가운데 임상시험 산업계는 어느 때보다도 빠른 변화의 속도를 느끼며 종사자들의 역량을 강화하고 기술 친화적인 환경을 적극적으로 조성해 나가려는 움직임을 보이고 있으나 여전히 우리는 임상시험에 대하여 '신약 개발을 통한 인류에의 공헌' 혹은 '관련 시장 활성화를 통한 경제 발전'과 같은 상투적인 슬로건 이외의 가치를 부여하고 있지 못하는 듯 하다.

임상시험은 근래 의료, 법률, 교육 등 각개 분야에서 초미의 관심사가 되고 있는 제4차 산업혁명 시대의 여러 기술과 아이디어를 효과적으로 흡수하여 가까운 미래에 필연적으로 혁신적인 변화를 맞이할 분야이다. 한국은 임상시험에 활용될 수 있는 자체적인 IT 기술을 발전시킬 역량을 갖추고 있으며, 업무에 직접적으로 활용이 가능한 인공지능 관련 기술들을 도입하여 이러한 변화의 필두에서 큰 역할을 할 수 있을 것으로 기대된다. 이 때에 임상시험 산업의 발전이 성장을 위한 성장에 그치지 않기 위해서는 정책적인 변화와 함께 인식의 변화가 뒷받침되어야 하며, 높은 수준의 안전성 관리와 품질 관리 방안에 대한 많은 고민이 필요하다.

이 책에서는 실제 임상시험 수행 시 임상시험 종사자들이 겪을 수 있는 여러 상황들을 구체적이고 실제적인 시각에서 살펴 보며 현재의 업무 효율성을 높일 수 있는 방안을 논의하는 것에서부터 앞으로 맞이하게 될 임상시험 업계의 변화를 예측해보는 것까지 임상시험 종사자의 입장에서 주목할 만한 많은 논점들을 담고자 노력하였고, 이 과정에서 한국 임상시험 환경의 문제점과 발전 방향에 대해 화두를 던지고자 하였다.

이를 통해 지금과 같이 한국이 제약 선진국으로 나아가기 위한 과도기적 시기에 어떠한 방향성을 가져야 하는지 생각해보는 계기가 되었으면 한다.

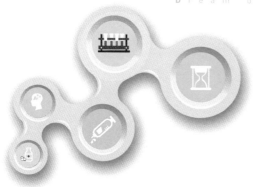

PART 01
Backdate

단 한 번도 backdate 기록을 남기지 않고 임상시험을 진행할 수 있을까.

Backdate란 발생 시점이 지난 기록이나 문서를 이후 작성하거나 수정을 가하여 제3자가 보았을 때 기록 상 오류가 없고 문서가 적시에 누락 없이 발생된 것으로 보이도록 만드는 것으로, 없는 데이터를 만들어내거나 데이터의 내용을 사실과 다르게 고치는 위조(fabrication)나 변조(falsification)와는 다르지만 엄밀히 말하면 부적절한 (impropriety) 행위의 일종이다. 그러나 임상시험의 의뢰사(sponsor)를 비롯하여 임상시험수탁기관(CRO, Contract Research Organization)과 임상시험 실시기관의 연구진들은 수많은 임상시험 관련 문서를 구비하는 과정에서 때로는 불가피하게 backdate 기록을 고려하게 되는 상황을 마주하게 될 수 있다.

임상시험의 준비와 수행, 마무리 작업에는 다양한 역할의 수많은 사람들이 참여하며 하나의 임상시험 내에서도 연구진의 역할 별 숙련도가 개인마다 다르다. 임상시험을 진행하는 과정 중 backdate 기록의 유혹을 느끼게 되는 상황들은 다양한 곳에서, 다양한 원인과 양상으로 발생할 수 있다. 오류를 발생시킨 원인 제공자가 누구이고 이유가 무엇이었는가에 관계 없이 backdate 기록으로 인해 가장 많은 업무량을 부담하게 되는 사람들은 임상시험의 주요 업무 담당자인 임상시험모니터요원(CRA, Clinical Research Associate)[2]이나 임상시험 코디네이터(CRC, Clinical Research Coordinator)[3]이다. 또한 미처 수정되지 못한 오류들이 점검(audit)[4]이나 실태조사(inspection)[5] 시 발견되었을 때 그로 인해 일차적으로 수고로움을 더하고 스트레스를 받게 될 사람들 역시 가장 주된 실무자들이다. 그러므로 가급적 이러한 상황을 방지하고자 애를 쓰지만 담당 CRA와 CRC의 노력만으로 backdate 기록을 모두 방지하기에는 역부족이다.

임상시험의 품질을 높이기 위해 모니터링[6], 품질관리 방문(QC visit, Quality Control visit)과 같은 임상시험자료의 품질관리(QC, Quality Control)[7]와 점검, 실태조사 등 임상시험의 품질보증(QA, Quality Assurance)[8] 업무가 이루어지고 있고 이러한 과정이 점점 더 제도적으로 체계화되어 가고 있지만 일선에서 위와 같은 문제점은 여전히 시원하게 해소되지 못하고 있다.

어떤 일이든지 특정인만 유독 실수를 거듭한다면 그것은 그 개인만의 문제일 것

---

2. 임상시험의 모니터링을 담당하기 위하여 의뢰자가 지정한 자.
3. 임상시험 수행 및 시험대상자 보호와 관련된 경험과 지식을 갖추고 시험책임자의 책임 하에 KGCP 및 관계 법령에 맞게 시험책임자가 위임한 업무를 수행하는 사람.
4. 임상시험에서 수집된 자료의 신뢰성을 확보하기 위하여 해당 임상시험이 계획서, 의뢰자의 표준작업지침서 및 관련 규정 등에 따라 수행되는지를 의뢰자 등이 체계적·독립적으로 실시하는 조사.
5. 식품의약품안전처장이 관련 규정(임상시험의 실시에 관련된 약사법령 및 고시 등)에 따라 임상시험이 실시되었는지를 확인할 목적으로 시험기관, 의뢰자 또는 임상시험수탁기관 등의 모든 시설·문서·기록 등을 현장에서 공식적으로 조사하는 행위.
6. 임상시험 진행 과정을 감독하고, 해당 임상시험이 계획서, 표준작업지침서 및 관련 규정에 따라 실시·기록되는지를 검토·확인하는 활동.
7. 임상시험과 관련한 행위나 활동이 적정한 수준에서 이루어지고 있음을 품질보증 체계에 따라 구체적으로 검증하는 행위 및 그 기법.
8. 임상시험, 자료의 수집, 기록 및 문서 작성, 보고 등에 관한 모든 사항이 이 기준(KGCP)과 관계 법령을 준수하였는지 여부를 사전에 계획된 바에 따라 체계적으로 확인하는 것.

이나 다수가 비슷한 상황을 마주한 경험이 있다면 종종 이용되는 방식 상에 문제가 있을 수 있다. 어떠한 절차가 얼마나 효율적인 방식으로 구축되었는지는 그 절차를 따랐을 때에 실무자들이 체감하는 업무의 편의성과 정확성, 오류의 발생 정도 및 사후 처리 작업 발생량에 따라 판단될 수 있다. 현재 임상시험 관련 기록 및 문서의 발생과 관리 방식에는 다소 비효율적인 면들이 존재한다고 여겨진다.

임상시험 관련 업무처리 방식은 많은 오류를 빠짐없이 인지해내고 처리하기 위한 실무진의 노동집약적 노력에 다분히 의존적인 현재의 방식에서 벗어나 앞으로는 발생될 오류를 미리 최소화할 수 있는 방향으로 나아가야 한다. Backdate를 하고 싶어서 하는 사람은 없다. 대개는 일을 제 때 처리하는 것보다 많은 노력과 시간과 비용을 요하며 담당자들에게 부담을 가중시키기 때문이다. 그렇다면 backdate가 발생하는 이유는 무엇일까?

1. 간단하지만 명백한 오기의 수정, 누락된 기록의 추가, 데이터 형식의 통일성을 기하기 위한 일부 기록 방식의 변경 등 비교적 단순한 오류를 수정하기 위해

2. 실제 행위는 제때 이루어졌으나, 그것을 나중에 문서화하기 위해

3. 모니터링 등 품질관리를 위한 과정에서 인지된 오류를 추가적인 문서 작성 또는 이전에 발생한 문서들의 수정 작업을 통해 시정하기 위해

모든 사례를 1, 2, 3번 중 하나로 정확히 분류하기는 어렵지만 편의를 위해 대표적인 원인들을 기술하였다.

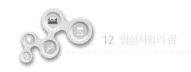

먼저 3번부터 이야기하자면, 대부분 임상시험 수행 절차상의 적절성과 데이터의 완결성(integrity)을 위해 나름대로 다분히 노력을 기울였음에도 불구하고 그 중 일부의 활동에서 문제가 인지되는 상황이다. 가끔은 일부 기관에서 다소 규정에 맞지 않게 진행되었거나 일부 수행 기록의 누락 등 몇몇 실수가 있었어도 통상적인 형식의 기록을 남겨 번거로운 문제 발생 소지가 없도록 하는 경우도 있어 왔다. 이러한 경우는 비특이적으로 발생하여 어디서 어떤 오류가 발견될지 미리 예측하기가 어려우므로 주로 예상이 가능하고 개선의 노력을 할 수 있는 1번과 2번에 대하여 더 논의해보고자 한다.

1번은 명백한 오기나 누락된 내용이 발견되어서, 또는 기록된 내용 간에 형식상의 통일성이 떨어져 이를 바로잡으려는 것이다. 주로 임상시험 수행이나 문서 작성의 경험이 많지 않거나 천성적으로 덜렁대는 성격인 사람이 많이 범할 실수라고 생각하기 쉽다. 부족한 경험과 부주의 때문이라는 말이 틀린 것은 아니지만 경험이 많고 성실한 연구진이라도 때로는 비슷한 종류의 오류를 반복적으로 발생시킬 수 있다.

그렇게 되는 한 가지 흔한 이유는 효율적으로 사용하기 어렵게 만들어진 문서 서식 때문이다. 예를 들어 상호 참조 관계에 있는 여러 가지 항목들이 서로 다른 문서에 기록되거나 한 문서 내에서도 산재된 위치에 작성되어야 하면 일이 바쁘게 진행되는 상황 속에서 데이터 간의 전후 관계와 논리적인 일치 여부를 충분히 따져가며 누락 없이 기록을 해내기가 쉽지 않다. 문서 서식의 가독성이 낮거나 무슨 내용을 기록해야 하는 항목인지 명확하지 않아 사용자에게 혼란을 유발하여 오류를 부르는 경우도 있다.

2번은 실제 행위는 이미 이루어졌으나 그 행위에 대한 기록을 시간이 얼마간 흐른

후에 하는 것이다. 임상시험의 과정 중 실제 행위는 시기 적절히 수행되었거나 필연적으로 제때에 실시간으로 일어날 수밖에 없는 일인데 그것을 적절히 수행했다는 증거로서의 문서를 남기는 작업이 종종 지연될 때가 있다. 데이터의 발생 시점과 시간차를 두고 추후에 문서화 작업을 하는 것이다. 이렇게 되는 주된 원인은 각 행위에 대한 기록의 시점과 방식이 실제 업무가 흘러가는 상황과 충분히 어우러지지 못하고 별개의 활동이 되었기 때문이다. 다시 말해 기록과 문서 발생의 흐름이 실제 행위의 흐름과 조화되지 못하는 것이다.

임상시험 업무와 관련된 많은 비효율적인 방식들 때문에 바쁜 일정 가운데 부담이 더 가중되고 있다. 어떻게 하면 이런 상황에서 벗어날 수 있을까? 이 장에서는 우리의 귀중한 시간과 비용을 소모시키는 업무 방식들을 비롯하여 임상시험 현업에서의 어려움과 해결 방안에 대해 이야기하고 임상시험 업무 환경의 개선을 위한 다양한 아이디어를 공유해보고자 한다.

01 업무의 흐름과 조화되지 못하는 문서들

임상시험 수행 기록을 종이로 된 워크시트(worksheet)에 남기는 것은 점점 지양되고 있다. 그 대신 가급적이면 전자의무기록(EMR, Electronic Medical Records) 상에 근거자료(source data)[9]를 남길 것이 권장되고 있다. 수집되는 항목별로 어떤 데이터는 EMR을, 또 어떤 데이터는 워크시트를 근거 문서(source document)[10]로 두면 기록관리상 다소 혼란을 초래할 수 있으며, 근거 문서 확인(SDV, Source Document Verification) 시에도 EMR과 증례 기록서(CRF, Case Report Form)[11], 워크시트 세 가지 문서를 대조해야 하는 등 불편함을 초래할 수 있기 때문이다. 또한 전자 기록 상에는 작성자와 작성 시점이 실시간으로 저장되어 실제 행위의 추적이 용이하기도 하고, 방문 별 수행 내역을 워크시트에 적는 것보다 EMR에 적어야 모든 연구진이 쉽게 공유할 수 있기 때문이기도 하다.

전자 기록 사용의 증가와 함께 임상시험에서 처음 근거 기록을 남길 때의 오류를 줄이기 위한 방안이 점점 더 중요해지고 있다. 전자 기록은 데이터가 입력되는 시점이 세세하게 기록으로 남아 각 수행 과정 사이의 분명한 전후 관계를 재현할 수 있고 적절한 시점에 발생되었는지도 더 명확하게 알 수 있으므로 기록의 동시성(con-currency)에 대한 요구가 점점 더 높아지고 있다. 근거 문서 뿐만 아니라 모든 임상시

---

9. 임상시험을 재현 또는 평가하는 데 필요한 관련 임상 소견, 관찰, 그 밖의 행위 등이 기록된 원본 또는 원본의 공식 사본에 담겨있는 모든 정보.
10. 병원 기록, 의무 기록, 대상자 기록, 메모, 병리 검사 결과, 대상자 일기, 평가 점검표, 약국의 의약품 불출 기록, 자동화 검사기기에 기록된 자료, 검사인증서 및 그 공식 사본, 마이크로피쉬(microfiches), 마이크로필름, 방사선학적 검사자료, 자기테이프, 약국 기록 자료, 병리 검사실 기록 자료 등과 같이 근거자료를 담고 있는 모든 문서(전자 문서를 포함한다)·자료 및 기록.
11. 각각의 시험대상자별로 임상시험 계획서에서 요구한 정보를 기록하여 임상시험 의뢰자에게 전달할 목적으로 인쇄하거나 전자 문서화한 문서.

험 기본 문서에 대하여도 전자 문서의 사용이 증가하는 추세로, 근거 문서 외 다른 기본 문서를 구비할 때에도 적시에 가급적 오류가 적도록 발생시켜야 할 필요성이 증가하고 있다.

전자 기록의 여러 편리한 점에도 불구하고 연구진의 임상시험 기본 문서[12] 구비에 대한 협조도가 낮을수록, 참여 연구진의 수가 많을수록, 임상시험 수행 항목이 많고 복잡할수록 워크시트의 효용성은 증가한다. 왜냐하면 어떤 면에서는 수기 기록이 전자 기록보다 더 편리하기 때문이다.

다수의 연구진이 참여하여 한 번에 다수의 시험대상자를 대상으로 단기간에 많은 항목의 검사와 활동을 수행해야 하는 제1상 임상시험에서는 아직까지도 종이로 된 워크시트가 가장 편리한 기록방식이며, 앞으로도 임상시험 업무 관련 기술이 상당히 발전되고 보편화되기 전까지는 여러 시험기관에서 워크시트 기록 방식이 일부 유지될 것으로 생각된다.

그런데 이 워크시트 양식이 비효율적으로 구성되면 작성하는 데 어려움을 주고 기록상의 오류 발생률을 증가시킨다. 사용하기에 불편한 워크시트의 예를 한 가지 살펴 보자. 앞으로 제시할 양식 예시들이 실제로 사용될 때 발생 가능한 오류를 놓치지 않고 짚어보기 위하여 다음의 사실을 염두에 두고자 한다.

⋯▶ 지난 이상반응[13] 확인시점 이후로 현재 이상반응 확인시점까지, 이상반응은 아래 4가지 경우로 존재할 수 있다.

---

12. 임상시험의 수행과 그로부터 얻어진 자료의 품질에 대한 개별적 또는 전체적 평가에 사용되는 모든 문서(전자 문서를 포함한다).
13. 임상시험용 의약품을 투여한 시험대상자에게 발생한 모든 유해하고 의도하지 않은 증후(실험실 실험 결과의 이상 등을 포함한다), 증상 또는 질병을 말하며, 해당 임상시험용 의약품과 반드시 인과관계를 가져야 하는 것은 아니다.

① 지난 시점 이전에 발생하여 현 시점에는 종료된 이상반응.

② 지난 시점 이후에 발생하여 현 시점에는 종료된 이상반응

③ 지난 시점 이전에 발생하여 현 시점에 지속 중인 이상반응

④ 지난 시점 이후에 발생하여 현 시점에 지속 중인 이상반응

🦋 사례 1. 투약 전날(Day -1) 입원하여 9일 후(Day 9) 퇴원하는 1상 임상시험

1. 입원 시의 이상반응 확인란

이상반응 확인	스크리닝 이후부터 현재까지 발생 후 종료되었거나 지속 중인 증상 또는 질병이 있습니까?　□ 예　□ 아니오

질문은 ②번과 ④번에 대해서만 묻고 있다. 이전 방문(스크리닝 방문) 시 존재했던 증상(①번, ③번)은 병력(medical history)으로 수집된다. 또한 '입원 시'라는 확인 시점이 명확하므로 당일 입원 시점 이후에 이상반응이 발생하더라도 본 질문의 답변에는 영향을 주지 않는다. 따라서 여기서는 오류 발생 가능성이 낮다.

2. 입원 후~투약 전 이상반응 확인란

이상반응 확인	입원 이후부터 지속 중인 또는 발생한 증상 또는 질병이 있습니까?　□ 예　□ 아니오

(보통은 투약 시점을 기준으로 치료 후 이상반응(TEAE, Treatment Emergent Adverse Event)을 수집하기 시작하므로 투약이 이루어지기 전까지 발생한 증상은 '투약 전 증상' 등 별개 항목으로 관리된다.)

입원 시점과 마찬가지로 여기서도 오류 발생 가능성이 낮다. 입원이 필요한 임상시험에서 입원 시점으로부터 투약 전까지의 시간이 대부분 길지 않아 그 사이에 건

강상의 변화가 생길 가능성이 적기 때문이다. 입원 전부터 이미 존재했던 증상(①번, ③번)은 병력으로 수집되었을 것이고, 위 질문은 ②번과 ④번을 묻고 있으므로 문자적 의미 면에서도 놓치는 부분이 없다.

3. 투약 시점 이후 Day 1

이상반응 확인	Day 1 투약 이후 경험한 이상반응이 있습니까? ☐ 예 ☐ 아니오 (☞ 만일 "예" 이면 '이상반응 페이지' 에 기록하십시오.)

'경험한'이라는 단어를 통해 질문의 효용성을 높였다. 의미상 앞서 말한 ① ~ ④번의 경우를 모두 포함할 수 있으므로 유용한 단어 선택이다.

그럼에도 불구하고 이 양식을 쓰면 오류가 종종 발생한다. 왜냐하면 이상반응 확인 시점을 명확히 알 수가 없기 때문이다. 입원일의 투약 시점 이후 이상반응 유무를 묻는 질문이므로, 만일 오후에 위 질문에 '아니오'로 체크하고 나서 당일 밤에 이상반응이 발생하면 체크한 의미(이상반응 없음)와 이상반응 페이지의 정보(이상반응 수집 내역)가 불일치하게 된다.

4. Day 2~Day 8

이상반응 확인	Day X 동안 경험한 이상반응이 있습니까? ☐ 예 ☐ 아니오 (☞ 만일 "예" 이면 '이상반응 페이지' 에 기록하십시오.)

여기에서 오류가 가장 빈번히 일어난다. 기록을 정확히 남기려면 아마도 당일 밤 자정이 되기 직전에 마지막으로 이상반응을 체크하면서 전날부터 이어진 이상반응을 포함하여 해당일 동안 존재한 이상반응이 있었는지 여부를 확인하고 즉시 기록을 남겨야 하겠지만 현실적으로 그렇게 하기가 어렵다. 비슷한 진도로 임상시험을 수행 중인 대상자가 많을수록 짧은 시간 내에 근거 문서가 다량으로 발생하므로 기록을 남길 때

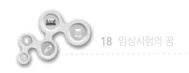
약간씩 혼란을 유발하는 부분이 몇 군데만 존재하여도 많은 오류가 발생될 수 있다.

5. 퇴원 시점

이상반응 확인	Day X 동안 경험한 이상반응이 있습니까? ☐ 예 ☐ 아니오 (☞ 만일 "예" 이면 '이상반응 페이지' 에 기록하십시오.)
추적방문 확인 ☐ NA	퇴원 시까지 종료되지 않은 이상반응이 있습니까? ☐ 예 ☐ 아니오 *Comments (If applicable) :

여기서는 오류 발생률이 적다. '퇴원'이라는 확인 시점이 비교적 명확하고, 대상자가 귀가한 후에 발생된 변화는 다른 페이지(추적 방문용 워크시트)에 기록될 것이기 때문이다.

이번에는 위의 사례에 비해 이상반응 확인 기록의 관리가 비교적 쉬운 다른 예를 살펴 보자.

🐝 사례 2. 모든 방문은 외래 방문으로 수행되며 무작위 배정 방문 이후로 임상 시험용 의약품 투약 기간 동안 2주 간격으로 4회 방문하는 제2상 임상시험

1. Day 1(Week 0) 이상반응 확인란

Adverse Event	☐ Yes → 동의서 획득 이후부터 IP 투여 전 발생한 AE는 병력 페이지에 기록 ☐ No

2. Week 2, 4, 6 이상반응 확인란

Adverse Event	☐ Yes → 지난 방문 이후 변경되거나 새롭게 발현된 AE는 이상반응 페이지에 기록 ☐ No

3. Week 8 이상반응 확인란

Adverse Event (지난 방문 이후 변경되거나 새롭게 발현된 이상 반응 여부)	☐Yes → 지난 방문 이후 변경되거나 새롭게 발현된 AE는 이상반응 페이지에 기록 ☐No 지속 중이며 안정화되지 않은 이상반응으로 인한 추적 관찰 필요 여부 ☐Yes ☐No Comment (필요 시)

방문 간격이 비교적 긴 편이고 입원이 필요 없는 2상, 3상 임상시험에서는 방문 시점에 이상반응을 확인하여 기록을 남기므로 입원 일정이 있는 1상 임상시험에서보다는 기록상의 오류를 낼 가능성이 적지만 헷갈리는 질문으로 인한 오류는 여전히 발생한다.

먼저 1. Day 1 이상반응 확인란 에서는 단순히 임상시험용 의약품 투약 시점 이후의 이상반응 발생 유무를 묻는 것이므로 헷갈리지 않는다.

그런데 '지난 방문 이후 변경되거나 새롭게 발현된 AE'를 질의하는 중간 방문들에서는, 문자적인 의미로만 보면 지난 방문부터 존재하였지만 중증도가 더 심해졌거나 종료된 이상반응(①번)과 새롭게 발생된 이상반응(②번, ④번)은 'Yes'로 답변되지만, 지난 방문 전부터 지금까지 변경 없이 지속되고 있는 이상반응(③번)은 'No'로 답변되어야 한다. 위와 같이 이해하고 기록을 남기는 사람과, 어찌되었든 지난 방문 이후로 이상반응이 존재했는지를 묻는 질문이라고 단순하게 생각하여 있으면 'Yes' 없으면 'No'로 답변하는 사람이 모두 있다. 그래서 같은 문서에 서로 다른 방식으로 기록을 남긴다.

3. Week 8 이상반응 확인란도 위와 동일한 문제가 있지만 추적 관찰할 필요가 있는 이상반응이 있는지 확인하는 질문이 함께 제시되어 있어 지속 중인 이상반응에

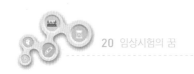

대한 정보 수집이 누락되지 않는다.

오류 발생 가능성을 내포한 또 다른 질문으로는 '새로 발생한 혹은 지속중인 AE 가 있습니까?'가 있다. 이 질문 역시 문자적 의미로만 보면 앞서 설명한 ②번, ③번, ④번의 경우는 'Yes'로 답변되지만 지난 시점 이전에 발생하여 현 시점 이전에 종료된 이상반응(①번)은 'No'로 답변되어야 하기 때문에, 문자적 의미 그대로 받아들이는 사람에게는 지난 시점 이전에 발생한 이상반응의 종료 여부를 확인하는 일을 취약하게 할 수 있고, 여기서도 역시나 질문이야 어찌되었든 이상반응이 있었으면 'Yes' 없었으면 'No'로 체크하는 사람과 서로 다른 방식으로 기록을 남기게 된다.

문제가 조금 복잡해 보이지만, 모든 방문이 외래 방문으로 수행된다면(사례 2) 쉬운 해결 방법이 있다. ①~④번을 모두 포함할 수 있는 질문을 사용하면 된다. '지난 방문 이후 경험한 이상반응이 있습니까?'로 질문하면 ①~④번 모두 'Yes'에 해당되므로 훨씬 이해하기 쉽고 작성 시 오류도 적을 것이다.

반면 사례 1은 사례 2에 비해 양식의 형태가 복잡하지는 않지만 실제 사용 시 오류가 발생하는 상황이 더 다양하다. 사례 1의 4.Day 2~Day 8 양식을 쓸 때 혼란을 주는 여러 상황 중 하나는 대상자가 이상반응을 나중에 보고하는 경우이다. 대상자가 '지난 수요일 오전부터 열이 나면서 머리가 아팠고 지금도 그렇다.'라고 금요일에 처음으로 보고하면 수요일과 목요일의 이상반응 확인란 답변이 수정되어야 할까? 환자의 보고가 늦어 어쩔 수 없었으므로 수정하지 않아도 된다고 생각할 수도 있고, 인지한 시점의 날짜로 오기 수정을 하면 된다고 답할 수도 있다. 이상반응 발생 당일과 다음날에도 시험대상자와 연구진이 함께 있었으므로 이상반응이 가급적이면 빨리 수집되었어야 바람직한데 지금은 기록상 그렇지 못한 셈이므로 수요일과 목요일의 날짜로 오기 수정을 해두는 게 나을지 고민될 수도 있다. 또 다른 예로, 입원한 대상자가 직접 작성한 일지나 설문지에 이상반응으로 수집되어야 하는 증상이나 징후가 기록되어 있었거나 실험실적 검사 결과에 이상이 있었는데 연구자가 이를 뒤늦게 파악하여 이상반응 확인 기록을 어떻게 남겨야 할지 고민되는 경우도 있다. 이러한 고민을 안고, 다음의 세 번째 사례를 살펴 보자.

🐝 사례 3. 입원하여 약동학적 채혈을 수행하는 1상 임상시험. 약동학적 채혈 시점에 맞추어 신체검사 및 이상반응 유무 체크를 수행한다.

1. 약동학적 채혈이 진행될 때의 이상반응 확인란

채혈 시점	약동학 채혈시각	서명	신체검사	이상반응	서명
0hr		서명	☐시행 ☐미시행	☐무 ☐유	서명
1hr					
2hr		서명	☐시행 ☐미시행	☐무 ☐유	서명
4hr		서명	☐시행 ☐미시행	☐무 ☐유	서명
6hr		서명	☐시행 ☐미시행	☐무 ☐유	서명

2. 약동학적 채혈 일정이 없는 날의 이상반응 확인란

이상반응	☐무	☐유	서명
병용약물	☐무	☐유	서명

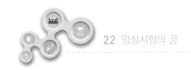

약동학적 채혈과 함께 수행되는 이상반응 유무 확인 시 단순히 확인 시점을 기준으로 이상반응이 있으면 '유', 없으면 '무'에 체크하는 방식이다. 이전 확인 시점부터 이어지는 발생 관계를 생각하지 않고 단순히 해당 시점에서의 이상반응 유무만을 확인하면 작성법이 명확하다고 생각할 수 있으나, 예를 들어 9시와 10시에 이상반응 유무 체크를 하는데 9시 10분에 발생하여 9시 40분에 종료된 경우와 같이 확인 시점 사이에 발생되고 곧 종료된 이상반응에는 상응되는 체크란이 존재하지 않으며, 아무리 잦은 간격으로 유무 체크란을 두어도 대상자가 느낀 증상을 시간이 지난 후 보고하게 되면 결과적으로는 이미 남긴 기록과 사실이 불일치하게 된다. 그리고 약동학적 채혈이 없는 날의 이상반응 확인란에서는 앞서 사례 1의 4. Day 2 ~ Day 8 에서 살펴본 바와 같은 오류가 동일하게 발생한다.

이상반응에 대한 면밀한 확인과 관리를 위해 이상반응 유무 확인란과 이상반응 관련 주요 수집항목(시작일, 종료일, 강도, 경과, 예측 가능 여부 등)의 기록 페이지, 시간의 흐름에 따른 경과 관찰 기록 페이지가 각각 따로 작성되곤 한다. 이 때 각 페이지에 기록된 내용들 간 불일치와 누락이 발생하기 쉽다. 기록에 참여하는 인원이 많거나 중간에 담당자가 변경되면 오류 발생 가능성이 더 크다.

여기에 더하여 실험실적 검사 결과나 신체검사 결과 임상적으로 유의한 결과가 있어 이에 대한 처치와 경과 관찰은 이미 이루어졌으나 이상반응으로서 수집이 누락된 경우, 환자가 작성하는 일지 상의 기록에서 증상의 강도나 빈도를 보고 이상반응 여부를 추후 판단해야 하는 경우, 비슷한 시기에 2회 이상 발생된 같거나 서로 연관된 증상들을 각각의 증상으로 수집하였다가 추후 간헐적으로 발생한 1건의 이상반응으로 기록하는 경우 등 단순히 발생 혹은 관찰 시점에 인지한 사실만으로 이상반응 관련 기록이 완료되기 어려운 다양한 상황이 발생하여 기록 간의 불일치 발생 가능성이 더 증가한다.

어떻게 하면 이상반응을 면밀히 살피고 관리하기 위한 원래의 취지를 살리면서도 오류 없이 기록을 남길 수 있을까? 혹자는 추후 수정의 필요성이 있을 때 인지한 실제 날짜로 모두 수정하면 되지 않느냐고 할 수 있지만 문제는 그리 간단치 않다. 작성 오류는 일주일이나 이주일 후 혹은 한달 후에 발견될 수도 있다. 그리고 수정 내용이 발생할 때마다 시험자의 최종 확인 서명을 다시 받기도 현실적으로 번거롭다.

또 혹자는 무조건 문진 시 환자가 이상반응이 있냐는 물음에 '있다'고 답변하거나 관찰을 통해 즉시 확인될 때에만 'Yes'로 체크하고 이전 확인 시점과의 전후 관계는 고려하지 말고 수정이 필요하더라도 그것이 명백한 실수가 아니라 설명이 가능한 상황에 의해 발생되었다면 수정을 하지 않기로 정하자고 할 수도 있다. 그러나 이런 방식으로는 전체적으로 다른 기록과의 많은 불일치와 오류가 그대로 남아 기록으로서의 정확성이 떨어지고 이를 보는 CRA, 점검자 등에게 혼란을 유발할 수 있다. 이제는 머리가 복잡해지기 시작한다.

가만히 생각해 보면 원체 특정한 시점에 대상자와의 문진 및 시험자의 시진(視診), 청진(聽診), 촉진(觸診) 등을 통해 기록되는 근거 문서에 이상반응의 유무를 '예' 또는 '아니오'로 체크하는 행위가 그리 완벽하게 될 수 있는 일이 아니다. 앞서 이야기한 대로 최종 수집될 데이터를 기준으로 이상반응의 '지속 기간'에 해당되는 기간 내에 대상자와의 문진이나 신체검사 등을 통하여 이상반응의 유무를 매 시점마다 정확하게 알 수 없는 다양한 상황이 발생한다.

임상시험 디자인과 수행 방식에 따라 적절한 문서의 형태가 달라질 수 있고, 시험

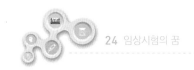

기관의 특성에 따라서도 다양한 방식으로 구상할 수 있다. 하나의 정답이 있는 것은 아니나 위의 사례들에서 서식을 갖출 때 공통적으로 살리고자 하였던 중요한 취지는 적절한 시점에 이상반응을 확인하고, 그 행위에 대한 기록을 남기며, 가급적 기록들 간의 불일치나 누락을 방지하는 것이었을 것이다. 이상반응 관련 상세 정보는 별도의 이상반응 페이지에 기록되므로 확인란에는 이상반응 존재 유무를 예 또는 아니오로 답변하는 방식 대신 다음과 같은 형식을 하나의 대안으로 생각해볼 수 있다.

이상반응 확인 (지난 이상반응 확인 시점과 현 시점 사이 존재한 이상반응을 확인합니다. 확인된 이상반응은 이상반응 페이지에 기록합니다.)	확인	확인 시각	서명
	☐	─ : ─	

* 예외적으로 임상시험용 의약품 투약 전과 추적 관찰 기간 진입 직전에는 이상반응 존재 유무를 예/아니오로 체크하여 투약 전 증상의 유무 및 이상반응 추적관찰 필요 여부를 확실히 한다.

위와 같이 확인란을 만들면 묘하게 헷갈리는 질문 때문에 고민할 필요가 없고 여러 상황으로 인해 결과적으로 오류가 잔뜩 발생할 일도 없다. 확인자가 확인 시각과 서명을 남겼으므로 수행 여부를 확실히 확인할 수 있고 체크 표시만 남길 때보다 누락될 가능성이 적다. 종종 오류를 일으키는 골치 아픈 예/아니오 답변이 사라진 대신 이상반응 주요 수집 항목과 경과 관찰 내용 등 상세한 기록을 충실히 관리하는 데 더 집중할 수 있다.

혹자는 이상반응 유무 확인을 제대로 하지도 않고 단지 기록만 남기면 어떻게 하느냐고 이의를 제기할 수 있다. 그러나 절대 그래서는 안되겠지만 만일 업무를 부주의하게 한 후 작정하고 추후에 기록만 만들어내고자 한다면 위에서 살펴 본 모든 예시들 뿐만아니라 종이 위에 남겨지는 다른 모든 기록들도 같은 이유로 취약하기는 마찬가지이다. 이상반응 유무를 '예/아니오'로 체크하는 것보다 확인 시점을 기록하는 방식이 임상시험의 실제 수행 과정을 재현하기에 더 좋은 면도 있다.

논의에 들인 시간에 비해 대안이 간단히 제시되어 허무하다고 느껴질 수도 있고 여전히 이런 저런 의문점이 남았을 수도 있다. 가끔은 복잡해 보이는 문제를 풀 때에 어쩌면 콜럼버스의 달걀과 같이 허무하고도 명쾌한 답이 있을지도 모른다는 생각도 필요하다.

이상반응 확인란이라는 한 가지 예를 들어 설명하였지만 자신이 현재 불편함을 느끼고 있는 여러 상황에 이러한 논의를 적용해볼 수 있다. 임상시험 관련 기록과 문서의 발생이 적절한 시점보다 자꾸 늦어진다면 대부분 근본적인 문제는 업무의 실질적인 흐름과 그 행위의 기록을 남기는 일이 별개의 업무로 분리되기 쉽다는 점에서 비롯된다. 마치 한쪽 다리는 길고 한쪽 다리는 짧아서 자연히 절뚝거리며 걷는 모습과 같다. 업무의 실제와 그 기록 행위가 면밀하게 또한 아주 효율적으로 조화될 수 있도록 하기 위해 많은 생각이 필요하다. 그 외에도 임상시험을 수행하면서 기록의 동시성과 적시성을 저해하는 다양한 원인이 있을 수 있다. 때로는 특정 문서를 구비하는 과정 자체에 어려움이 있을 수도 있고, 다른 문서들과 내용이 중복되는 불필요한 문서가 요구되는 경우도 있다.

경험 있는 임상시험 종사자들은 일선에서 혼란을 야기할 가능성이 있거나 이미 많은 문제점을 발생시켜 온 부분을 인지해낼 수 있을 것이다. 그러나 불편함이 예상되거나 그간 겪어 왔고 개선책까지 떠올랐더라도 이제까지 사용해 온 방법이라 이제 와서 바꾸기가 어려워 어쩔 수 없이 현상을 유지해야겠다는 생각이 들곤 한다. 비슷

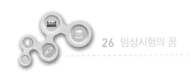

한 방식으로 진행된 다른 시험에서 점검까지 받았는데 별달리 지적을 받은 적이 없으므로 굳이 바꿀 이유가 없다고 생각되기도 한다. 자신이 직접 수정할 수 있는 사항이 아니라면 굳이 문제를 제기하고 의견을 개진하여 변경하기 번거로워서 그대로 두기도 한다.

임상시험 업무를 수행할 때의 많은 불편함과 비효율적인 면들은 마치 CRA와 CRC의 숙명과 같이 받아들여지고 있다. 어떻게 개선을 해야 할까 생각하기 시작하면 업계 분위기 전반이 바뀌어야 한다거나 인프라가 더 정교하게 구축되어야 하는 등 담당자들 개인이 변화를 이루어내기에는 벅찬 벽에 종종 부딪히기 때문이다. 일어난 문제가 단순히 개인의 부족함과 실수에 의한 경우가 아니라면 매번 교육을 통해 추후에는 적절히 수행하도록 하는 것도 어떻게 보면 미봉책에 불과하다. 과거는 이미 지나갔고, 담당자가 변경되면 똑 같은 문제가 재발될 수 있기 때문이다.

업무의 도구와 방식은 돌에 새겨진 것이 아니다. 더 효율적으로 일할 수 있는 방법을 강구하는 것은 임상시험 자료의 품질을 높일 뿐만 아니라 장기적으로 소중한 시간을 아끼고 퇴근 시간을 더 늦지 않게 해 주며 스트레스를 줄이는 효과적인 방법이다. 임상시험에서 발생되는 다양한 문서들과 관련된 여러 개선책들이 더 활발하게 논의되었으면 한다.

02 수집된 데이터의 수정 작업

지금부터는 CRF에 수집된 데이터의 수정 작업에 관하여 이야기해보려고 한다. 시험기관과 의뢰사의 연구진은 임상시험에서 얻은 데이터가 분석 가능한 형태로 준비되도록 하기 위해 상호 협력하며 많은 시간과 노력을 들인다. 우선 항목별 데이터를 근거 문서로 남기고, 그 기록에 누락이나 오류가 없는지 확인한다. 그 중 분석에 필요한 정보들을 CRF로 옮기고 CRF로 옮겨진 데이터들이 근거 문서와 차이가 없는지, 각 대상자들 간에 일관되고 통일성 있는 방식으로 수집되었는지 등을 확인한다.

또한 임상시험 중에는 근거 문서에 기재된 데이터를 CRF 외의 또 다른 문서로 옮겨 정리할 일도 많고, CRF에 기록된 데이터를 또 다시 다른 곳으로 옮기는 일도 필요할 수 있다. 예를 들면 임상시험계획서(protocol)[14]와 동의서(ICF, Informed Consent Form)의 버전 추적 로그(version tracking log), 시험대상자 등록 로그(enrollment log), 임상시험계획서 위반 기록(protocol deviation log) 등은 생성된 데이터가 처음으로 기록되는 문서는 아니지만 관리 및 절차 상의 목적에 의해 구비되어야 하는 문서들로, 근거 문서의 내용이나 관련 정보를 옮겨 적어야 하는 문서들이다.

지금은 점점 e-CRF의 사용 비중이 높아져가고 있지만 종이로 된 CRF를 쓰는 과제라면 데이터베이스 잠금(DB Lock, Database Lock) 후 데이터 입력(data entry) 과정이 필요하며 이 때에는 보통 인적 오류(human error)를 방지하기 위해 이중 입력(double entry)을 한다. CRF에 수집된 내용 중 일부를 정리하여 필요에 따라 다양한 형태의 보고서를 작성해야 할 수도 있다. 이렇게 데이터가 발생한 후 옮겨지고 또 옮

---

14. 해당 임상시험의 배경이나 근거를 제공하기 위하여 임상시험의 목적, 연구방법론, 통계적 고려사항, 관련 조직 등을 기술한 문서.

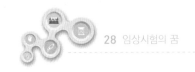

겨지는 과정에서 누락, 불일치 등 오류가 발생한다. 이러한 가운데 데이터의 무결성 (integrity)을 유지하기 위해 의뢰자와 시험기관, CRO 그리고 데이터관리(DM, Data Management) 담당 부서 간 많은 의사소통이 이루어진다.

가장 대표적인 데이터 대조 작업은 CRA가 근거 문서와 CRF를 비교하는 SDV이 다. 이미 마련되어 있는 근거 문서와 그것을 옮겨 적은 CRF를 서로 비교하는 매우 단순한 대조 작업에 불과하다고 생각하기 쉬우나 SDV를 제대로 해내려면 생각보다 숙련된 시야가 필요하다. 문자 그대로의 협의(狹義)로 A가 A로, B가 B로 똑같이 옮 겨 적혔는지를 비교하는 쉬운 업무일 뿐이라면 굳이 잘 훈련된 인력을 보낼 필요도 없다.

근거 문서와 CRF의 불일치뿐만 아니라 데이터의 내용이 시간적·논리적 흐름에 부합한지, 데이터가 분석 가능한 형태로 통일성 있게 수집되고 있는지, 형식상으로 는 문제가 없더라도 임상시험계획서에서 설정한 여러 기준을 벗어나지는 않았는지 즉, 시험계획서 위반(Protocol Deviation)에 해당되는 데이터가 아닌지, 임상적으로 유의미한 관찰 결과와 변화가 적절히 문서화되고 CRF에도 수집되고 있는지, 제3자 가 보아도 정황을 이해할 수 있게끔 충분한 내용이 기술되고 있는지 등 다각도로 사 고하는 과정이 모니터링 중 이루어진다.

이 과정에서 발견된 이슈들을 에스컬레이션(issue escalation)하고, 논의가 필요한 부분들을 정리하여 여러 수정 작업이나 연구자와의 논의를 요청하고, 다시 수정된 내용과 추가로 수집이 필요한 정보를 CRF에 입력하도록 요청하고, DM 부서의 데이 터 검토(data review) 시 발생된 쿼리의 해결을 돕는 등 다양한 사고와 활동이 필요 하다. 이렇듯 시험기관 모니터링을 통한 임상시험 품질 관리는 CRA의 시야에 대한 의존도가 높다.

그러나 직접 모니터링 방식의 낮은 비용 효율성이 지적되면서 전자 자료수집 (EDC, Electronic Data Capture) 시스템을 활용하여 의뢰자가 임상시험 품질 관리를 위해 보다 중요한 측면에 집중하면서도 시험대상자의 보호와 데이터의 품질을 강화하려는 목적으로 위해성 기반 모니터링(RBM, Risk-Based Monitoring)과 중앙 모니터링(centralized monitoring) 방식이 꾸준히 제안되고 있다.

유럽에서 이루어진 한 연구에 따르면 기존의 100% SDV 방식을 사용한 시험들에서 CRA들이 업무 시간의 20%를 이동에 소요하고, 시험기관에 머무르는 데는 41%의 시간만을 할애하였으며, 인적 오류를 남기는 등의 한계점이 있던 데 비해 모니터링 수행 비용이 전체 임상시험 비용의 30%를 차지하여 자원 관리와 품질 관리 측면에서 비효율적인 것으로 나타났다고 보고하였다. 반면 RBM을 도입하여 트리거 전략(trigger strategy)[15] 이용한 결과 시험기관 방문 횟수를 20% 이상 줄이고, 시험기관에서의 CRA 활용도(on-site CRA utilization)를 100% 이상 증가시켰으며 15~20%의 비용 절감 효과를 보았다고 기술하였다[16]. 식약처에서도 '의약품 임상시험 위해성 기반 모니터링 가이드라인(2016.12)'을 통해 의뢰자가 새로운 모니터링 접근법에 도전하도록 권장한다고 밝혔다.

한편 아직 우리나라에 RBM을 적극적으로 도입하기에는 시기 상조라는 의견도 있다. RBM과 중앙 모니터링 방식의 전제가 eCRF의 적시 적절한 입력이므로 시험기관에서 eCRF 입력을 미루거나 미흡하게 하면 잘 짜놓은 RBM과 중앙 모니터링 계획을 제대로 활용하기 어렵게 되는데 직접 방문하여 확인하는 횟수가 줄어들면 데이

---

15. 미리 정해둔 트리거 요인에 기반하여 일정 수준 이상의 문제점이 감지되면 시험기관에 직접 방문하여 모니터링하는 방식의 품질관리 전략.
16. Anna Wojciuk; "Less is the New More: Risk-based Approaches in Clinical Trials"; Journal for Clinical Studies ; (Aug 2015, Vol.7 Issue 4, 16–21p)

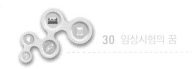

터 입력이나 문서 관리에 다소 소홀해지는 게 인지상정이지 않겠느냐는 것이다. 어쨌든 확인 작업을 거치지 않고 수집되는 데이터가 일부 남아있게 된다는 점도 선뜻 전면적으로 도입하기가 꺼려지는 이유이다. 이에 대해서는 충분한 시간을 두고 임상 시험 업계의 역량 증가에 따른 해결점이 모색되어야 할 것이다.

다시 임상시험 데이터 수집에 대한 화제로 돌아오자. 어쨌거나 100% SDV든 RBM 이든 데이터 수집이 제대로 되려면 시험기관에서 CRF가 적절히 입력되어야 한다. CRF 입력 시 자주 발생되는 오류에는 몇 가지 유형이 있다.

그 중 단순 오기를 제외하고 가장 흔한 실수는, 근거 문서를 작성할 때와 마찬가지로 의미상으로는 하나인 사건이 여러 Form 에 나뉘어 서로 논리적으로 일치되도록 기록되어야 할 때 일어난다. 예를 들어 스크리닝 방문 시 신체검사를 통해 시험 대상자의 몸에서 국소적인 피부 병변을 발견하였고 시험대상자가 이를 치료하기 위해 일주일 전 약물을 사용했다고 답변했다면, 해당 내역이 신체검사 소견과 병력 및 복용된 선행 약물로 각각 기재되어야 한다. 만일 임상시험 수행 중에 신체검사를 통해 피부 병변이 발견되었고 이를 위해 약물이 사용되었다면 해당 내역이 신체검사 소견, 이상반응 및 병용 약물로 각각 기재되어야 한다. 또한 이상반응을 치료하기 위한 조치 내용으로 약물(medication)을 사용하였다고 기록하고, 병용 약물의 사용 목적으로 해당 이상반응명이 기록되어야 하며 이상반응의 지속 기간과 약물 사용 시기도 그 전후 관계가 논리적으로 어긋나지 않아야 한다. 이 과정에 일부 항목을 놓치기 쉽다.

또 다른 흔한 오류는 데이터의 최초 수집 이후 근거 문서의 내용이 변경 혹은 추가되었는데 CRF는 함께 수정되지 않아 발생하는 불일치이다. 예를 들어 이상반응명을 처음 수집할 당시에는 단순히 관찰된 증상으로 기록했다가 나중에 의학용어로 된 진단명으로 수정하거나, 비슷한 시간대에 간헐적으로 발생한 같은 증상을 처음에는 각각의 이상반응으로 수집했다가 추후 1건의 간헐적인 이상반응으로 수정하는 경우 종종 근거 문서에만 수정 내용이 기록되고 그 내용이 CRF에는 반영되지 않아 근거 문서와 불일치하게 되는 일이 발생한다.

어찌되었든 한 번 발생한 근거자료를 여러 문서에 옮겨 적는 과정이나 수집된 CRF 데이터를 수정하는 일은 다소 단순 반복적인 작업으로 여겨지면서도 임상시험을 수행하는 과정에서 많은 공을 들이는 과정이다. 데이터의 수정 작업을 최소화하여 여기에 들이는 노력과 시간, 비용을 줄이기 위해 여러 방안이 제안되고 있다.

우선 CRF 기록 시의 오류 발생률을 줄이려면 CRF를 주의 깊게 디자인해야 한다. CRF의 형태는 자료의 품질에 직접적으로 영향을 미치며, 잘 만들어진 CRF는 데이터를 적절한 형태로 수집하는 데 많은 도움을 준다. 그러므로 CRF 준비 단계에서 가급적 입력자가 무엇을 어디에 입력해야 하는지 헷갈리지 않고 필요한 항목을 빠짐없이 입력할 수 있도록 설계해야 한다.

임상시험을 수행하다 보면 담당자가 변경되는 일이 종종 있다. 그러므로 시험 중간에 참여하여 새로이 업무를 이어 받게 된 사람의 눈으로 보아도 헷갈리거나 의문점이 생기지 않고 가능한 한 오류나 누락사항이 없이, 양식 내에 제시된 항목명과 최소한의 가이드 문구만을 참고하여 무리 없이 거의 모든 내용을 작성해낼 수 있어야 좋은 서식이라고 할 수 있다.

전자제품을 사용할 때 사용자 친화적으로(user-friendly) 잘 만들어진 운영체제는 성능이 뛰어나면서도 대부분의 기능을 설명서 없이 직관적으로 사용할 수 있도록 만들어져 있다. 애플에서 스마트폰을 세상에 처음 내놓았을 때 고도의 기술집약적인 제품이었음에도 불구하고 대부분의 사용자가 손쉽게 그 스마트폰에 적응할 수 있었다. 그 이유는 인터페이스가 매우 직관적으로 설계되었기 때문이다. 예를 들어 사진을 확대하고 싶으면 두 손가락을 화면에 대고 확장시키는 동작을 하면 된다. 사용 방법을 익히는 데 많은 설명이 필요하지 않다. 임상시험에 사용되는 솔루션[17]들도 이 점을 지향해야 한다.

또한 가급적이면 같은 내용을 여러 군데 중복으로 적지 않도록 구성되어야 한다. 한 번 수집된 한 덩어리의 정보가 한 군데에만 기록되는 것으로 충분할수록 좋다. 업무의 실제 순서를 따라 기록이 순서대로 이루어지도록 구성 요소를 배치하는 것도 중요하다. 종이든 화면이든 가급적이면 한 번 넘어간 페이지를 다시 들춰 볼 필요 없이 시간이 지남에 따라 업무와 기록이 함께 일방향으로 진행되어야 편리하다.

이 외에도 양식을 재구성하기가 어렵다면 작성자의 이해를 돕는 가이드 문구를 적절히 배치하는 것도 도움이 된다. 특히 eCRF를 세팅할 때에는 발생 가능한 입력 오류를 최소화할 수 있도록 데이터 검증 계획서(DVP, Data Validation Plan)을 정교하게 만드는 작업이 매우 유용하다.

발전된 형태의 eCRF 시스템에서는, 입력된 데이터들을 활용하여 다양한 형태의 맞춤형 보고서(custom report)를 만들어주고, 여러 페이지에 반복적으로 기재해야 했던 항목들을 한 번의 입력만으로 자동으로 참조되어 입력되도록 한다. 또한 몇 가지 정보를 바탕으로 수학적 계산이나 알고리즘적 사고가 필요한 항목을 자동적으로 처리해주고, 자체 데이터베이스 내에서 약물관련 정보를 제공하는 등 데이터를 수집하고 다루는 과정에서의 번거로움을 획기적으로 줄일 수 있는 서비스를 구현하

---

17. 소프트웨어 패키지나 응용프로그램과 연계된 문제들을 처리해주는 하드웨어나 소프트웨어. 두산백과

고 있다.

여기서 더 나아가 요즘에는 아예 데이터 측정 기기에서부터 CRF까지의 데이터 이동을 직통으로(non-stop), 혹은 단말기를 통해 처음부터 근거 데이터가 증례 기록의 형태로 발생되어 저장되도록 만들려는 구상이 등장하고 일각에서는 실현되고 있다. 업무의 상당 부분을 할애해야 했던 데이터 입력과 확인과 수정 작업을 없애는 혁신적인 발상이다. 예를 들면 혈액검사용 전혈구 검사(CBC, Complete Blood Cell Count) 기기, 심전도 측정기(ECG, Electrocardiogram) 등에서 측정값이 발생되면 곧바로 그 결과가 EDC 시스템으로 전송되어 근거 문서와의 확인 작업도 필요 없고, 데이터의 무결성(integrity)이 유지되는 상태로 자동으로 증례 기록이 발생되는 것이다.

전산 오류가 나지 않는 한 SDV할 대상이 없으므로 RBM처럼 SDV되지 않은 나머지 데이터들에 대한 불안감도 없다. 각종 근거 문서를 구비하고 관리하고 CRF를 입력하고 모니터링 방문에 대비하여 근거 문서 바인더를 정리하고 입력 오류를 수정하는 등의 여러 반복적인 업무를 훨씬 덜게 된다. 궁극적으로는, 임상시험에서 발생된 근거 데이터가 별도의 입력이나 업로드 과정 없이 데이터가 발생된 지점에서 바로 최종적인 증례 기록으로서 수집 및 공유되는 것이 가장 이상적이다. 데이터가 발생된 위치에서 실시간으로 보고되는(**location-directed and realtime-reported**) 방식의 실현이다.

아직은 한계가 있으나 이를 실현하려는 시도들이 지속적으로 이루어지고 있고 앞으로 더욱 확산되어갈 것임은 분명하다. 물론 데이터가 오류 없이 정확하게 전송되고 있는지를 확인하고 발생된 데이터의 시험계획서 위반 여부를 인지해내고 적절히 조치하기 위한 사람의 감독이 필요하다. 그보다 더 시간이 흐른 뒤에는 발생된 오류

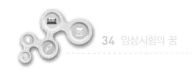

를 인지하고 조치가 필요한 사항을 제시하는 역할도 시스템에서 자동적으로 이루어
지도록 할 수 있을 것이다. 많은 논의와 개선이 필요하겠지만 기술(technology) 활용
을 통한 임상시험 업무의 혁신은 이미 하나의 큰 물결이며 앞으로도 이를 지향할 것
임에는 의심의 여지가 없다.

03 임상시험 업무 체질 개선의 필요성

임상시험 업무 방식을 개선하고 편리한 관리 기술을 도입하고자 하는 이유는 단순 반복적인 작업에 들이던 시간과 노력을 아껴 대상자의 안전과 복지를 살피는 데더 집중하고, 데이터의 과학적인 활용도를 높이기 위함이다. 그리고 다른 한 가지 중요한 이유는 신약 개발의 천문학적인 비용을 줄이기 위해서이다.

임상시험 관련 각종 규정과 규제는 날이 갈수록 까다로워져 가고 있고, 점점 요구되는 자료들도 증가하여 하나의 신약을 개발하는 데 들어가는 비용이 점점 증가하고 있다. 한 연구 결과에 따르면 물가 상승분을 고려했을 때 신약 연구 개발비 10억달러 당 허가 받은 신약의 수는 1950년 이후 약 9년마다 반감하였고, 60년간 80분의1이 되었다고 한다. 1970년대와 비교하여 2010년대 초반의 의약 개발비용 지출 규모가 10배 이상 증가되었지만 신약 승인 건수는 거의 늘어나지 않았다. 이 동향대로라면, 비용으로 인한 엄청난 압박이 신약 개발 산업 전체를 위축시키는 결과를 가져올수도 있다. 신약에 대한 저가 등 재정책 또한 개발사의 입장에서는 고민스러운 부분이다. 신약뿐만 아니라 개량신약이나 복합제 역시 임상시험 비용이 만만치 않다.

다국적 제약회사들이 우리나라에서 임상시험을 많이 하는 이유가 비용이 저렴하기 때문일 것이라는 선입견과 달리 국내 임상시험 비용은 선진국 수준으로 증가하여 이 높은 비용이 다국가 임상시험 유치에 장애 요인이라는 주장도 나오고 있다. 보건복지부의 '임상시험 글로벌 경쟁력 강화 방안(2015.8.)' 자료에 따르면 영국의 임상시험 비용을 100으로 보았을 때 미국 127, 한국 95, 브라질 80, 러시아 75, 인도 39, 중국 37 등으로 현재도 결코 다른 나라에 비해 임상시험 비용이 적지 않다는 것을

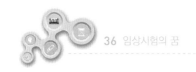
알 수 있다. 임상시험 비용 부담의 증가를 막기 위한 보건복지부의 반대에도 불구하고 2014년부터 임상시험 부가세가 부과되기 시작한 것도 부담을 가중시킨 원인이다.

아무리 성공한 신약 하나의 경제적인 효과가 크고 정부에서도 제약산업을 적극적으로 육성하고자 하는 의지가 있더라도, 인내가 필요한 긴 개발기간과 실패했을 때 회사가 받을 수 있는 큰 타격을 생각한다면 적극적으로 신약 개발에 뛰어들기가 매우 고민스러울 수 밖에 없다. 신약 개발에서 가장 큰 비용이 소모되는 단계는 임상시험이다. 근래 모니터링의 비중을 축소하면서도 데이터의 품질을 높이기 위한 대안이 제시되는 것도 결국은 모니터링을 하는 데 드는 막대한 비용을 줄여보고자 하는 이유에서 출발한다. 임상시험 비용을 줄일 수 있는 방안의 일환으로 임상시험 대상 질환의 통상 진료비에 대한 건강보험 지원, 희귀 질환이나 난치성 질환 연구에 대한 부가세 면제 등 정부 차원에서의 지원이 필요하다는 주장도 꾸준히 나오고 있으나 이에 대해서는 반대 의견도 만만치 않다.

하나의 신약을 개발하는 데 들어가는 비용이 너무 커서 실패로 인해 입을 타격을 감당할 수 있을 만큼 자본력이 강하거나 최고 의사결정권자가 신약 개발에 강한 의지를 가지고 있는 회사가 아니면 안 되기 때문에 대부분의 제약 회사들은 생물학적 동등성시험 즉, 생동성 시험이나 개량신약 임상시험이 아닌 자체 신약 개발에 엄두를 내기가 어렵다. 그래서 그 대안의 일환으로 요즘에는 개방형 혁신 모델(Open Innovation Model)[18]이 많이 주목 받고 다각도로 실행되고 있다. 그러나 개방형 혁신 모델에 참여할 수 있는 주체 역시 라이선스 인(license-in) 비용과 이후 임상시험 비용을 지불할 수 있는 회사에 국한된다.

---

18. Open Innovation Model, 하나의 기업이 연구개발의 전 과정을 소유, 운영하는 대신 여러 기업이 외부의 지식과 기술을 적극 활용하여 개발 효율성을 높이는 것으로, 하나의 신약 개발 과정에 참여한 여러 개발 주체가 각자 잘 할 수 있는 역량에 집중하여 개발 비용과 시간을 절감하고 성공률을 상승시키고자 하는 혁신 모델.

결국은 임상시험 자체의 비용을 줄여야 한다. 아무리 편리한 기술이 나와서 데이터의 품질을 100% 보장할 수 있게 되어도 현 체제보다 비용이 훨씬 더 많이 들어간다면 도입과 보급이 어렵다. '데이터의 품질을 높이면서도 임상시험 비용을 줄일 수 있는 방법'이 추후 상용화를 바라는 새로운 기술들이 지향해야 할 점이다.

비용 절감과 함께 임상시험 체질 개선이 필요한 다른 중요한 이유는 노동 시간을 효율적으로 사용하고 더 중요한 일에 집중하기 위해서이다. 나무 한 그루 한 그루에 집중하다 보면 산의 전체적인 모습을 보기 어렵듯 평소 단기간에 처리해야 할 크고 작은 일이 쌓여있으면 눈앞에 보이는 '급하고 중요한 일'과 '급하고 별로 중요하지 않은 일'들을 처리하다가 몸이 지치고 시간이 많이 지나버려서 그보다 '급하지는 않지만 중요도가 높은 일'에 충분히 주의를 기울일 여유가 없어진다('성공하는 사람들의 7가지 습관'의 저자 스티븐 코비(Stephen Covey)의 '시간관리 매트릭스' 2사분면 이론).

임상시험을 준비하고 수행하면서 여러 가지 문서들과 근거자료를 남기고 데이터를 수집하고 시험을 마무리하기 위해 수 없이 발생하는 업무에 정신과 체력이 소모된다. 정신 없이 바빴어도 챙길 것이 워낙 많아 나중에 보면 여러 가지 놓친 부분들이 발견되고 그냥 둘 수는 없으므로 이를 수습하기 위한 노력을 기울인다. 하나의 임상시험에 참여하는 여러 연구진과 관련자들 중 한 두 명이라도 비협조적인 사람을 만나면 더 여러 모로 진을 뺀다. 이 가운데 장기적으로 심신이 지치고 에너지를 소진하여 결국에는 누적된 정신적 신체적 피로감으로 인해 직업을 포기하게 되기도 한다. 이렇게 시간이 흘러가 정작 시험대상자의 안전과 복지를 충분히 관심하고 그 동안 얻은 기록들이 나타내는 의미를 파악할 시간이 부족해진다. 열심히 바쁘게 일했는데 제대로 일하지는 못하는 아이러니한 상황이 벌어진다. 이를 개선하기 위해서라도 변화가 필요하다.

04 변화의 움직임

임상시험 산업의 일대 변혁은 멀지 않은 미래에 이루어질 것이며, 그 핵심은 고도로 효율적인 시스템의 구축과 기술의 도입이다. 임상시험 데이터 품질 관리 측면에서의 이상향은 모든 근거 데이터가 관련 규정과 임상시험계획서, 표준작업지침서(SOP, Standard Operation Procedures)를 준수하여 적시에 발생되고, 내용면에서도 오류가 없는 상태이다. 이를 위해서는 CRA와 CRC를 비롯한 실무진의 헌신과 부지런함, 개별 데이터에 대해 일상적으로 이루어지는 집요한 확인 작업에 의존적인 현재의 방식에서 벗어나야 할 필요가 있다.

임상시험 업무를 획기적으로 효율화하려는 움직임은 최근 몇 년 사이에도 활발하게 진행되어 왔다. 그 움직임은 일단은 각 업무들의 고전적인 개념과 방식을 그대로 유지하되 전산화된 시스템을 도입하여 운용하는 방식으로 이루어져 왔다.

그 대표적인 것이 전자 임상시험심사위원회[19](eIRB, electronic-Institutional Review Board) 시스템의 보급이다. 불과 수 년 전만 해도 모든 제출 문서를 종이 문서로 접수 받던 IRB들이 많았고, 심사를 위해 시험책임자의 서명을 받은 원본 문서 이외에도 무려 10부에 달하는 사본을 함께 제출하도록 요구하는 시험기관도 있었다. 직접 자필 서명된 원본을 필수 제출해야 하는 기관들에는 IRB 초기심의 및 변경 심의를 접수할 때마다 종이로 된 서류철을 보기 좋게 준비하고, 직접 IRB 사무실에 방문하거나 먼 거리는 택배, 우편 등으로 보내고 접수하는 데 시간이 소요되었다. 그러다

---

19. 임상시험 계획서나 대상자로부터 서면동의를 얻기 위해 사용하는 방법이나 제공되는 정보를 검토하고 지속적으로 확인함으로써 임상시험에 참여하는 대상자의 권리·안전·복지를 위하여 시험기관에 독립적으로 설치한 상설위원회.

가 근래에는 대부분의 IRB들이 전산 시스템을 기반으로 운영되거나 적어도 이메일로 심의 접수를 받고 있어 IRB 심의제출 관련 업무가 훨씬 손쉽게 되었다.

다음으로 중요한 변화는 eCRF의 보편화이다. CRF가 모두 수거된 이후에야 DM 담당부서의 데이터 리뷰가 가능했던 과거 방식과 달리 eCRF 이용으로 입력된 데이터를 실시간으로 확인하고 쿼리를 발행할 수 있게 되었다. eCRF는 종이 CRF보다 비용이 훨씬 비싸지만 데이터 관리 측면에서의 획기적인 효용성으로 인해 빠르게 보급되었다. 규모가 비교적 작고 시험 계획이 간단한 시험이나 연구비가 넉넉지 않은 경우 여전히 종이 CRF가 사용되고 있지만 다기관 임상시험[20], 특히 글로벌 스터디에서 eCRF 사용은 필수이다.

eCRF가 보급된 데 이어 앞서나가고 있는 제약회사와 CRO에서는 전자 모니터링 보고서(eMVR, electronic-Monitoring Visit Report), eTMF(electronic-Trial Master File) 체계를 도입하며 선구적인 움직임을 보이고 있다.

앞으로 임상시험과 관련된 모든 업무에서 종이를 발생시키는 작업은 점점 배제될 전망이다. 이는 임상시험뿐만 아니라 전 세계 모든 산업 분야에서 공통적으로 나타나는 모습이다. 이와 함께 이때까지 임상시험 종사자들이 필수 지식으로 여기던 기본 개념에도 변화가 일어날 것으로 예상된다.

먼저 임상시험 기본 문서의 원본과 사본을 구분 짓는 개념이 점차 무의미해진다. 예를 들어 환자가 직접 단말기를 통해 자신의 계정에 환자 일지를 기록하고 이것이 곧 증례 기록으로 수집되는 상황에서는 근거 문서와 증례 기록을 따로 구분하기도, 원본과 사본의 개념을 적용하기도 어렵다. 스마트폰으로 인터넷 게시판에 올린 글

---

20. 하나의 임상시험계획서에 따라 둘 이상의 임상시험 실시기관에서 수행되는 임상시험.

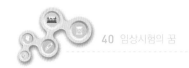

에는 원본 개념이 있을까? 다른 사람이 게시물을 복사하기 전 처음 업로드한 게시판의 URL 주소가 게시물 원본의 위치라고 말할 수 있겠지만 집에 있는 컴퓨터로도, 내 스마트폰으로도, 친구의 스마트폰으로도 그 글을 볼 수 있으므로 물리적인 위치는 실상 고려 사항이 아니다. 인터넷으로 다운로드 받을 수 있는 PDF파일 역시 원본과 사본의 구분 개념이 따로 없다.

전자 문서도 꼭 필요할 때에는 원본을 생성할 수 있다. 배포 대상이지만 제3자에 의해 내용이 수정되어서는 안 되는 문서에는 필요 시 전자 서명 등의 인증 장치를 통해 수정 방지도 가능하다. 예를 들어 인증된 방식으로의 전자 서명 및 위/변조 방지 기능을 이용하여 원본 확인과 수정 방지가 가능한 전자계약서 체결이 가능하다.[21] 우리는 일상 생활에서 금전 거래와 같은 중요한 일도 인증된 전자 서명을 이용하여 인터넷으로 잘 처리하고 있다. 임상시험 관련 업무에서도 충분히 더 널리 활용될 수 있다.

예전에는 '의약품 임상시험 기본 문서 관리에 관한 규정'에 의뢰자와 시험기관에 각각 보관되어야 하는 임상시험 기본 문서의 종류와 원본 및 사본의 위치가 제시되어 있었다. 그러다가 '의약품 등의 안전에 관한 규칙' 개정(2014.08.21)에 따라 2014년 9월 5일자로 폐지되었다. 해당 내용이 구체적인 예시에 불과하므로 불필요한 규제를 정비하기 위한 목적이었다. 대신 대부분의 내용이 '의약품 임상시험 기본 문서 관리를 위한 가이드라인(2014.11)'으로 옮겨졌지만 규정에 비해서는 완화된, 권장 수준의 가이드라인이며 개인 정보가 포함되어 의뢰사로 가져올 수 없는 아래 네 종류의 문서만을 제외하고는 의뢰사에서 각 문서의 원본과 사본의 위치를 결정할 수 있게 되

---

21. 한국정보인증(www.signgate.com)에서는 계약 당사자 간 전자계약서 원본을 생성하고 주고받을 수 있는 전자계약마당서비스와 전자문서 원본을 생성하여 보관하거나 주고받을 수 있는 전자문서 원본서비스를 제공하고 있다.

었다.

❖ **의뢰사로 가져올 수 없는 기본 문서의 종류**

1) 서명된 동의서

2) 근거 문서

3) 시험대상자 식별 코드명단(Subject Identification Code List)

4) 시험대상자 등재 기록(Subject Enrollment Log)

이제까지 CRA와 CRC는 위의 4가지 문서와 의뢰사에만 보관하는 몇몇 문서들(예)새롭게 제조된 임상시험용 의약품의 품질관리 증명서(CoA, Certificate of Analysis), 의뢰사 담당자들의 서명 및 업무 위임 로그(Signature and Delegation Log) 등)을 제외한 임상시험 기본 문서의 원본과 사본을 의뢰사와 시험기관 양측의 기본 문서 바인더에 적절히 보관하려고 많은 시간을 소요하였다.

문서를 철하는(filing) 업무는 간단하다고 여겨지지만 실제로는 바인더 정리에 상당한 시간이 소요된다. 끊임 없이 복사, 스캔, 이메일 전송, 택배 우편 및 퀵 발송 등으로 문서의 원본과 사본을 주고받고 바인더 내 적절한 위치에 보관하는 데 신경을 써야 한다. 복사기와 스캐너가 잘 갖추어진 모니터링 공간이 없는 시험기관에 방문하면 문서 정리에 더 오랜 시간이 걸린다.

대개는 TMF(Trial Master File) 관리 외에 각 회사가 사용하고 있는 서버에도 전자 문서를 함께 보관해둔다. 임상시험 수행 중 발생되는 문서들에 수월하게 접근하고 관리하기 위해서이다. 발생하는 전자 문서들을 적절한 위치에, 파일명도 알아보기 쉽게 체계적으로 기재하여 업로드하는 데에도 시간이 소요된다. 결국 종이로 한 번, 전자 문서로 한 번 따로 관리하는 셈이다.

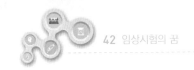

업무의 효율성을 추구하는 일부 회사에서는 eTMF를 구축하고 CRA들이 노트북과 휴대용 스캐너를 지참하여 시험기관에서 확보된 문서를 곧바로 업로드까지 완료할 수 있도록 배려하기도 한다. 복사한 문서를 들고 시험기관과 사무실을 오고 가지 않아도 되어 일면 편리하다.

더 나아가서는 TMF와 ISF(Investigator Site File)로 이원화된 기본 문서 관리 방식도 하나의 문서관리 시스템으로 통합할 수 있다. 웹 기반의 문서관리 시스템으로 TMF와 ISF에 공통적으로 보관되는 문서들은 한 번의 업로드로 의뢰자와 시험기관 계정에서 모두 보이도록 두고, 한 쪽에만 보관되어야 하는 문서는 접근 권한이 있는 계정에서만 보이도록(profile-driven access) 두는 것이다. 국내에서는 다소 생소한 개념이나 다국적 제약회사들이 실제로 이용하고 있는 방식이다. 예를 들어 PHLEX-(www.phlexglobal.com)는 통합된 eTMF와 eISF 및 문서 보관(Archiving) 서비스를 지원하는 대표적인 임상시험 문서관리 솔루션 제공 업체이다. 각 임상시험 별로 맞춤형 인덱스 구조를 만들 수 있으며 시스템 내에서 문서에 대한 쿼리(query)도 발행할 수 있다.

그래도 아직 국내에는 eTMF를 전면적으로 도입하는 데 한계가 있다. 기술적인 문제 때문이 아니라 많은 문서의 원본이 종이로 발생되는 환경 때문이다. 종이로 된 원본과 사본의 구분이 있는 한 eTMF만으로는 임상시험 기본 문서를 보관하기가 충분치 않고, 그 원본 문서들을 보관하기 위한 별도의 실물 바인더가 필요하다. 시험기관의 ISF와 공통적으로 보관되는 문서의 원본을 가급적 ISF에 보관하기로 정하여 의뢰사가 보관할 원본 문서의 양을 줄일 수는 있겠지만 여전히 의뢰사에만 원본으로 보관해야 하는 문서도 남아 있다.

마찬가지로 시험기관에서도 문서 관리의 효율성을 위해 ISF를 전자화하고자 해도 똑같은 이유로 도입이 어렵다. 기껏 전자관리 시스템을 도입하고도 원본 문서를 보관할 별도의 바인더가 필요하여 관리하기가 번거로워진다.

문서관리 시스템은 전자화하고 싶은데 문서는 종이로 발생되는 데서 오는 과도기적 불편함이다. 이는 임상시험 기본 문서를 위한 전자 서명 시스템의 보편화를 통해 점차 감소할 것이다. 결국, 종이로 된 원본 문서가 가능한 한 사라져야 전자 문서 관리 시스템을 취지에 맞게 사용할 수 있다. 그러므로 임상시험 기본 문서를 종이를 거치지 않고 바로 전자 문서로 발생시킬 수 있는 방안도 함께 구상되어야 한다. 쉬운 예를 들면 계약을 맺을 때 사람이 직접 방문하거나 우편을 통해 종이 계약서를 주고 받으며 날인을 하지 않고 전자 서명을 통해 체결하는 것이다.

검토 및 승인 과정을 필요로 하지는 않지만 원본과 사본의 개념이 있는 비교적 소소한 문서들은 어떻게 해야 할까. 물품 전달 기록지를 예로 들어 보자.

의뢰자가 시험기관으로 물품을 보낼 때에는 보내려는 물품과 함께 물품 목록과 인계 날짜와 인계자 서명을 적은 물품 전달 기록지를 동봉하여 발송하고, 물품을 받은 사람은 실물을 확인하고 물품 전달 기록지에 인수 날짜와 인수자 서명을 남긴다. TMF에 원본을 보관하기로 정하였다면 시험기관에 인수자 서명이 완료된 전달 기록지의 사본을 남겨 두고 원본은 다시 의뢰자 쪽으로 회수한다.

●●◦◦ **종이 물품전달기록지**

: 물품 목록 기재(컴퓨터로 작성했다면 출력) → 인계자 서명하여 물품과 함께 택배 등으로 발송 → 물품 확인 후 인수자 서명 → 원본 (또는 사본) 회수 → 서명본 스캔 및 보관 → 전산 시스템에 스캔 문서 업로드.

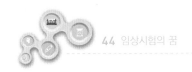

손도 많이 가고 시간이 걸리고 번거롭다. 웹 기반의 문서관리 시스템을 활용하면 다음과 같이 과정을 단축할 수 있다.

●●○ 문서관리시스템 이용

: 인계자가 물품 내역을 시스템에 입력하고 확인서명 남김.
→ 인수자가 물품 수령 후 시스템상 내역과 대조하고 확인 서명 남김.

인계자가 물품 인계 시 시스템에 접속하여 물품 내역과 확인 서명을 남기고, 인수자도 물품 수령 시 시스템에 접속하여 실물과 내역을 대조한 후 확인 서명을 남긴다. 매우 간단해졌다.

사람에 따라서는 눈앞에서 종이에 펜으로 서명하는 게 훨씬 편하겠다고 생각할 것이나 업무를 효율화하는 것은 너와 나의 역할을 가리지 말고 전체적인 시각에서 보아야 실질적인 효용이 있다.

A와 B는 서로 다른 회사의 사장으로 두 사람 모두 결재 과정을 효율화하기 위해 다음과 같이 변화시키기로 하였다.

A : 직원들이 결재를 상신할 때 모두 출력된 문서를 들고 사장실로 찾아옴. 이 때 직원들이 완벽히 준비되고 이해하기 쉬운 브리핑을 할 수 있도록 브리핑 전문 강사를 불러 훈련시키겠음. 그러면 나는 문서를 일일이 읽어보지 않아도 되고 빠르게 정보를 파악하여 눈앞에 놓인 문서에 서명만 하면 되므로 더 효율적 이겠음.

B : 직원들이 일일이 사장실에 올라와 대면 보고를 하는 것은 바쁜 업무 시간을 소요하므로 대면이 꼭 필요한 경우가 아니라면 전자결재 시스템을 도입하여 좀 더 수월히 일할 수 있도록 하겠음.

두 사람 모두 일의 편리를 도모하였지만 회사 전체에의 효용성을 생각한 사람은 B 이다. 업무처리 방식이 효율화된다는 것은 어떤 업무에 관여하는 전체 인력이 소요하는 총 시간이 줄어들어야 취지에 맞는 효용이 있다고 할 수 있다.

이외에도 임상시험 업무 효율화를 위한 여러 아이디어가 활발히 공유되었으면 한다. 혹자는 지금 눈앞에 닥친 일들을 처리하기도 너무나 바빠서 업무를 개선할 방책을 궁리하고 의견을 개진할 시간은 없다고 할지 모른다. 임상시험 종사자, 특히 CRA와 CRC는 업무강도가 높은 직군이므로 현실적인 어려움의 토로에 깊이 공감하고 있다. 또 누군가는 지금과 같은 방식으로 그냥 두어도 다소 손은 많이 가고 시간이 걸리지만 어쨌든 큰 지장 없이 일을 해나갈 수 있는데 왜 이렇게 더 효율적인 방식을 찾으려고 하는지 의문을 가질 수도 있다. 그런 분들에게는 아래 이야기를 들려주고 싶다.

어느 산골마을에 매일같이 동구 밖까지 물을 길러 다니는 청년이 있었습니다. 그것을 본 마을 사람이 그에게 물었습니다.

"이보게, 왜 번거롭게 동구 밖까지 물을 길러 다니는가? 마당 앞에 우물을 파면 되지 않겠는가?"

그러자 청년은 정색을 하며 이렇게 말했습니다.

"물을 길러 다니기도 바쁜데 우물 팔 시간이 어디 있겠습니까?"[22]

---

22. 조관일(2011), 직장을 떠날 때 후회하는 24가지, 위즈덤하우스, 310p

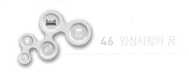
05 임상시험 실시기관 시설과 인력의 관리

2016년 4월부터 '임상시험 실시기관 차등 관리제'가 본격적으로 시행되었다. 이 제도는 식약처가 지난 2013년부터 3년간 시험기관의 임상시험 수행능력을 평가하여 이를 토대로 A~C의 3등급으로 시험기관을 분류하고, 점검 항목과 점검 주기를 차별화하여 관리하는 제도이다. A 등급(우수)을 받은 시험기관은 추후 5년에 1회, B 등급(보통)은 3년에 1회, C 등급(미흡)은 1년에 2회의 점검을 받게 된다. 평가 항목은 '기관 일반', '시설 및 설비', 'IRB 설치 및 운영', '개별 임상시험 평가' 및 '대상자 보호 및 종사자 교육 전문 프로그램 운영'으로 이루어져 있다. 이 제도를 통해 임상시험 품질 관리와 대상자 보호 측면에서 시험기관에 대한 관리가 더욱 강화될 것으로 예상된다.

시험기관에서의 임상시험 업무 환경과 관련하여 임상시험담당자의 입장에서 한 가지 더 바라는 점은 시험기관의 시설과 인력 관련 문서에 대한 기관 차원에서의 적극적인 공유이다. 임상시험의 기본 문서들 중 시험기관의 시설과 인력을 관리하고 인증하는 업무에 관련된 문서들은 해당 기관에서 수행되는 다수의 임상시험에 공통적으로 활용된다. 그러므로 임상시험 환경 조성에 관심을 기울이는 일부 시험기관에서는 eIRB 시스템이나 홈페이지에서 위와 같은 문서들을 편리하게 이용할 수 있도록 지원하고 있다.

예를 들어 어떤 임상시험센터는 eIRB 시스템 상에 임상시험 연구 인력 데이터베이스를 자체 관리하면서 성명 검색과 클릭만으로 IRB에 해당 임상시험의 연구진을 등록할 수 있고 그에 따라 해당 연구진의 이력서와 GCP 교육 이수증이 자동으로 첨

부되는 매우 편리한 시스템을 갖추고 있다.

임상시험에 참여할 연구진이 충분한 자질을 갖추었음을 입증하기 위해 시험 참여 전 이력서(CV, Curriculum Vitae)와 GCP 교육[23] 이수증이 확인되어야 하므로, 보통 시험 전 방문(PSV, Pre-Study Visit) 때나 개시 모임(SIV, Site Initiation Visit)일에 참여 연구진의 자필 서명이 기재된 이력서와 GCP 교육 이수증을 확보한다. 시험 진행 도 중 추가된 연구진에 대하여도 역시 업무 시작 전 해당 문서들이 확보되어야 한다. 또한 각 기관에서 정하고 있는 GCP 교육의 유효기간이 지나기 전에 교육 이수증의 갱신이 필요하다. 이를 위해 문서를 요청하고 수령한 후 유효 기간을 살피고 IRB에 제출하는 등의 업무에 소요되는 시간이 위와 같은 데이터베이스의 도입을 통해 대 폭 줄어들었다. 연구자도 여러 임상시험을 위해 매번 이력서를 제출할 필요가 없고 IRB에서도 매 임상시험마다 관련 서류를 재확인할 필요가 없어 좋을 것이다.

이 외에도 진단 검사실 인증서(Lab. Certificate), 각종 기기들의 검교정 성적서, 임 상 약국 내 온도관리기록, IRB 위원 명단 등 기관 내 다수의 임상시험에 공통적으로 적용되는 여러 문서들이 있다. 이러한 문서들이 eIRB 시스템의 게시판 등과 같이 찾 기 쉬운 곳에 정리된 형태로 게시되어 있는 것 만으로도 이를 확보하기 위한 임상시 험담당자들의 수고를 덜 수 있다. 예를 들어 많은 대학병원의 진단검사실 인증서로 활용되는 한국정도관리협회 우수검사실 인증서를 기관 홈페이지 등에 게시하고 인 증서의 만료 시점과 새로운 인증서의 실제 발행 시점 간에는 현재 갱신 중이라는 사 실을 공유하고, 갱신 즉시 해당 문서를 게시하면 직접 문의하여 문서를 요청해야 하 는 기관보다 임상시험담당자들이 이용하기 편리하고, 기관측에서도 여러 임상시험 을 위해 일일이 문의를 받지 않아도 되므로 번거로움이 줄어들 것이다.

---

23. 임상시험에 의뢰자, CRO 및 시험기관의 연구진으로 참여하기 위해서는 KGCP 교육을 이수하여야 한다. KGCP 교 육의 유효 기간은 기관마다 다르게 정하고 있는데 짧게는 1년에서 길게는 3년으로, 대부분의 기관은 2년으로 정하 고 있다.

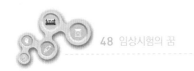

임상시험 실시기관의 시설과 인력에 대한 관리와 관련 문서의 공유가 시험기관 차원에서 더 적극적으로 이루어진다면 임상시험의 효율적인 품질관리를 위한 긍정적인 환경 조성에 도움이 될 것이다.

06 임상시험 기본 문서의 보관

임상시험 기본 문서가 전자화됨에 따라 자연스럽게 크게 개선될 한 영역은 바로 문서 보관(Archiving)이다. 약사법 시행규칙에 따르면 임상시험계획서, 임상시험용의 약품 등의 제조 및 관리에 관한 기록 등 임상시험 실시와 관련된 각종 자료(전자 문서를 포함한다.)는 품목허가를 위한 임상시험 관련 자료의 경우 '품목허가일로부터 3년 간', 그 외에는 '임상시험의 완료일로부터 3년 간' 보관하도록 정하고 있다.

각 기관별로 다르지만 대개의 시험기관은 각 기관의 문서관리 규정에 따라 임상시험 완료 시점으로부터 3년 간 임상시험 기본 문서에 대한 무상 보관 서비스를 제공하고 있고 이를 초과하는 기간에 대해서는 기관 규정에 따라 책정된 문서 보관료를 납부하도록 하고 있다.

필요 시에는 의뢰자의 요청에 따라 시험기관과 상호 협의 하에 보관 기간 연장이 가능하다. 품목 허가일이 언제가 될지 요원한 초기 임상시험 자료들에 대해서는 10년 이상의 보관을 요청하기도 한다. 의뢰사에서 직접 보관하는 기본 문서들은 일단은 보수적으로 영구 보존을 원칙으로 하고 필요 시 폐기를 검토하는 방식으로 운용하기도 한다.

그런데 임상시험이 증가하면서 임상시험 기본 문서의 보관이 점점 부담이 되고 있다. 그 상당한 부피 때문이기도 하고 별도의 문서 보관 시설과 관리 인력이 필요하다는 점과 문서 보관 비용이 지속적으로 발생한다는 점도 부담이다. 시간이 흘러 문서 보관 의뢰 기간이 만료되었을 때 당시 과제를 맡았던 담당자들이 회사에 남아 있지 않아 연락이 제때 이루어지지 않고 처치가 곤란해질 수도 있다.

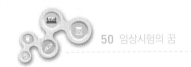

지금은 한국에서 임상시험이 활발하게 이루어진 지 20년이 채 안 되었기 때문에 문서 보관이 그리 큰 문제가 아닐 수 있지만 새로운 임상시험이 계속 생기고 장기 보관되는 문서의 양도 늘어나는데 문서 보관장의 물리적인 크기에는 한계가 있으므로 앞으로 시간이 지날수록 쌓여가는 문서들이 골칫거리가 될 것이다.

종이로 된 바인더는 문서 보관고 정리 등으로 인한 이동 시 문서가 누락되거나 파손, 분실될 가능성도 있고 화재가 나면 대량의 문서가 영구 소실될 위험성도 있다. 반면 전자 기본 문서를 활용하여 임상시험 완료 후 기관별로 CD 1장 분량의 자료만 발생된다면 공간을 거의 차지하지 않고 별도의 문서 보관료를 지불할 필요 없이 오랫동안 안전하게 보관할 수 있으므로 문서 보관 관련 문제점을 해소할 수 있게 될 것이다.

07 임상시험 서식 통일화

2016년 9월 한국임상개발연구회에서는 사단법인 대한기관윤리심의기구협의회 (KAIRB)와 협력하여 임상시험 관련 서식을 표준화하기 위한 기초 자료 및 필요성을 조사하기 위해 설문조사를 실시하였다. '다기관 임상시험이 지속적으로 증가하고 있지만, IRB 심사 서식은 각 기관 별로 차이가 있어 다기관 임상시험을 준비하는 연구자 및 제약회사/CRO에서 추가적인 업무가 증가하고 있는 추세'이기 때문이었다.

이전부터 임상시험 관련 문서들의 서식 통일화에 대한 논의가 지속되어 왔지만, 임상시험 실시상황 보고를 위한 서식과 같이 식약처에서 직접 배포한 양식이 사용되는 극히 일부분의 문서를 제외하면 각 기관별로 서로 다른 서식들이 사용되고 있다.

이러한 상황에서 공통적으로 사용되는 서식을 만들어 업무의 효용성을 높여 보자는 취지에서 임상시험 서식 표준화가 거론되기 시작했다. 그렇지만 임상시험에서 발생되는 문서들의 종류와 작성 방식이 워낙 다양하여 일괄적인 기준안을 제시하기 어렵고, 각각의 문서들에 대하여 통일된 서식을 어떻게 마련할지 활발히 의견을 나눌 기회를 가지기도 쉽지 않아 논의가 빠르게 진행될 수는 없었던 것 같다.

각 의뢰사별, 시험기관별, CRO별로 자체적으로 개발하여 사용하고 있는 서식들을 세세한 것까지 통일하기는 현실적으로 어렵다. 그래서 상대적으로 문서의 종류가 한정적이고 기관이 달라도 공통적으로 다루어져야 할 중요한 항목을 비교적 명확하게 정할 수 있는 IRB 관련 문서들이 먼저 논의의 대상으로 떠오른 것 같다. 지금은 각 기관 IRB 마다 접수 방식, 필수 제출 문서 목록, 심의 의뢰서 서식 등이 모두 달라 30개 기관이 참여하는 다기관 임상시험을 시작하려면 30개 기관 각각에 대

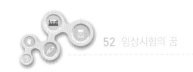
한 IRB 제출 방식을 알아보고 각 기관의 배포 양식에 맞게 심의의뢰서 등을 작성해야 한다. 이로 인해 일부 회사에서는 임상시험 수행을 담당하는 부서 외 임상시험 준비 부서를 따로 둘 정도로 특정 시기 업무량의 증가를 유발하였다. IRB 제출 서식이 통일화되면 관련 업무가 매우 수월해질 것으로 기대된다.

　일부 문서의 서식 통일화 작업부터 긍정적인 효과가 나타나면 이는 다른 영역으로도 점차 확대될 수 있을 것이다. 임상시험 관련 서식이 표준화되면 기관별 정책에 맞춘 개별 문서를 준비하는 데 필요한 인력과 시간, 비용의 절감 이외에도 어떤 장점이 있을까. 첫째로, 임상시험 프로젝트 수행 중 담당자가 바뀌어도 업무 적응이 빠르다. 익숙하지 않은 문서 양식으로 인해 발생하는 오류를 최소화할 수 있다. 둘째, 통일된 형식으로 수집된 정보는 데이터베이스화하기 쉽다. 축적된 데이터베이스를 활용하여 2차적으로 가공된 정보와 가치를 창출할 수 있다.
　다음은 통일화될 임상시험 문서 양식이 가져야 할 4가지 요건(4-E)이다.

오류가 없는(Errorless)

: 서식상에 오류가 있거나, 작성 시 높은 빈도로 오류를 발생시키지 않아야 한다.

직관적인(Eidetic)

: 가급적이면 직관적으로 작성 방식을 이해할 수 있어야 한다. 어느 항목에 어느 데이터를 어떤 형식으로 기재해야 할지 종종 의문을 일으켜서는 안 된다.

편집 가능한(Editable)

: 임상시험의 단계(Phase)별 적응증별로 중요한 기재 항목이 달라질 수 있으므로

필요 시 편집이나 선택적 작성이 가능해야 한다.

●●● 효율적인(Efficient)

: 가급적이면 정보가 중복으로 기재되는 곳이 없어야 한다.

위 네 가지 요건을 충족하는 공용 서식이 더 많이 개발되고 널리 사용되면 근무지와 담당하는 프로젝트가 바뀌거나 여러 회사의 임상시험을 동시에 수행하더라도 익숙한 서식을 다루며 업무를 수월히 이어나가는 데 도움이 될 것이다.

각 기관마다, 임상시험마다 요구되는 사항이 다르므로 굳이 서식 통일화를 해야 할 필요가 없고, 그럴 수도 없다는 의견도 있다. 물론 각 기관에서 사정에 맞게 개발하여 임상시험에 사용하고 있는 세세한 문서 서식까지 무조건 통일해야 할 필요는 없다. 무리한 통일화 작업은 오히려 일을 불편하게 만들 수 있다. 현재 논의되고 있는 IRB 서식 통일화 작업 역시 결과물이 나왔을 때 모든 기관에서 해당 서식만 사용하도록 강제되기보다 권장 서식으로서 제안될 가능성이 높을 것으로 예상된다.

그러나 분명히 임상시험 기본 문서 중 '표준안'이 유용하게 활용될 수 있는 문서들을 찾을 수 있다. 예를 들어 임상시험 관련 표준 계약서 서식이 마련되어 널리 활용되면 계약 관련 업무의 효율성이 크게 증가될 것으로 생각된다. 현재 다기관 임상시험에서 시험기관들과 계약을 맺으려면 각 기관의 계약담당자에게 계약서 검토를 요청하여야 하는데, 기관 특이적인 정보만 제외하고 문구와 조건이 동일한 계약서를 보내도 기관마다의 의견이 다르고 검토에 소요되는 시간도 다르다. 공인된 표준 계약서를 이용하여 작성된 계약서는 아마도 훨씬 수월하게 처리될 것이다.

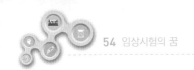

업무의 효율성을 높이고 발생된 정보의 효용성을 높여주는 임상시험 서식 통일화 사업은 높은 타당성을 가지고 있다. 각 기관의 특수성과 자율성을 침해하지 않는 범위 내에서 본래의 취지를 살려 업무 효율화에 도움을 주는 다양한 통일화 혹은 표준화 방안이 논의될 수 있기를 기대한다.

08 임상시험 중복 참여 대상자 확인

'식품의약품안전처 고시 제2015-22호 의약품 임상시험 계획 승인에 관한 규정 일부 개정 고시(2015. 4. 30)'에 따라 건강한 사람을 대상으로 하는 1상 임상시험에서는 시험 실시 전 최소 3개월 이내 타 임상시험에 참여했던 사람을 제외시켜야 한다. 생동성 시험에만 적용되던 3개월 이내 중복 참여 방지 규정을 동일하게 적용한 것으로, 무리한 임상시험 참여를 제한하여 시험대상자의 건강과 안전을 확보하려는 목적이다.

이에 따라 건강한 사람을 대상으로 하는 임상시험과 생동성 시험의 연구자는 시험대상자에게 시험을 실시하기 전 식약처(안전평가원 약효동등성과)에 전자메일로 해당 시험대상자의 정보를 보고해야 하고, 식약처는 중복 참여 여부를 확인하여 1~2일 내에 회신을 주고 있다.

2015년 말 식약처는 2016년의 임상시험 안전기준 강화 사업 설명안을 공개하는 자리에서 대상자의 임상시험 중복 참여 여부를 이메일을 통해 확인 받는 방식에서 탈피하여 식약처가 건강한 시험대상자 데이터베이스를 구축하고 의료기관이 실시간으로 서버에 접속하여 중복 여부를 확인하는 방식을 도입하겠다고 밝혔다. 그리고 2016년 12월에는 건강한 사람을 대상으로 임상시험이나 생동성 시험을 실시하기 전 본인의 동의를 받아 다른 시험과의 중복 참여 여부를 확인하기 위해 식약처에서 주민등록번호 등을 수집·처리할 수 있도록 하는 약사법 시행령 개정안을 입법예고하였다. 사업 설명안에 언급된 데이터베이스가 구축된 후 주민등록번호를 이용하여 중복 참여 여부를 조회할 수 있도록 하기 위한 조치로 보인다.

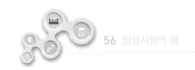

이렇게 식약처가 나서서 직접 관리를 하려는 이유는 아무래도 건강인을 대상으로 하는 임상시험과 생동성 시험이 특정 질환과 관련된 까다로운 선정·제외기준을 가진 다른 임상시험에 비해 대중의 접근성이 높기 때문이다. 특히 생동성시험은 이미 시판되고 있는 의약품과 유효성분이 동일한 제네릭 의약품을 투약한다는 점에서 사람에게 투약된 적이 없는 미지의 약물 성분이 주는 막연한 불안감이 적고, 시험에 참여하는 사람들에게 크게 위해가 될 만한 위험 요소가 적을 것으로 기대되곤 한다. 게다가 짧은 기간 동안 비교적 큰 금액의 사례비를 받을 수 있어 그 동안 생동성 시험에 반복적으로 참여하고 싶어 하는 사람이 많았다.

임상시험 사례비가 환자에게 유인책이 되지 않아야 한다는 IRB들의 교과서적 권고가 있지만 이미 생동성 시험이나 건강인을 대상으로 하는 1상 임상시험이 대학생들 사이에서 '꿀알바'로 불리며 높은 인기를 얻고 있는 것이 사실이다. 건강인 자원자를 모집하는 인터넷 카페들의 후기를 읽어보면 열 명이면 열 명 모두가 주요 참여 목적이 사례비임을 밝히고 있다. 임상시험 참여 정보를 미리 확인해두었다가 만 19세 생일이 되자마자 동의서를 작성하러 오기도 하고, 생동성 시험 참여 종료 후 3개월이 지나기를 기다렸다가 주기적으로 다시 참여하려는 사람들도 많다.

서로 친구인 대학생 또래들이 함께 와서 생동성 시험에 참여하기도 하고, 심지어는 아직 타 임상 참여 후 3개월이 지나지 않았는데 친구의 신분증을 빌려 다시 참여하려다가 연구진에게 적발되어 제외된 사례도 있다. 이렇다 보니 건강한 사람을 대상으로 하는 임상시험은 추가적으로 까다로운 선정 기준이 있는 것만 아니면 대상자 모집에 별로 어려움이 없다. 생동성 시험과 건강인 대상 1상 임상시험이 대학생들 사이에서 워낙 인기가 높다 보니 시험대상자 연령 기준을 만 19세 이상 55세 이하까지 두어도 실제로는 20대 중반 이하의 자원자가 많고 한 임상시험의 전체 대상자들 중 최고 연령이 30세 정도밖에 되지 않는 경우도 있다.

위에서 소개한 규정과는 별개로 대부분의 2상 및 3상 임상시험에서도 타 임상시험에 참여하여 임상시험용 의약품을 투약 받은 시험대상자가 이후 1~3개월 동안은 다시 임상시험에 참여하지 못하도록 제한하고 있다. 이것은 이전의 임상시험에 참여함으로써 나타날 수 있는 신체적, 정신적 변화가 이후에 참여할 임상시험의 수행이나 결과에 영향을 주는 것을 방지하기 위해서이다.

그런데 2상 및 3상 임상시험에서도 중복 참여 대상자들이 종종 발견되고 있다. 동시에 2개 이상의 임상시험에 자원하거나 다기관 임상시험에서 2개 이상의 시험기관에 동시에 등록하는 것이다. 2상과 3상 임상시험은 환자를 대상으로 함에도 불구하고 중복 참여자가 지속적으로 발견되면서 생동성시험과 건강인 대상 1상 임상시험에 한해 적용되는 중복 참여 대상자 확인 제도가 2상과 3상 임상시험에도 도입되어야 할 필요성이 대두되고 있다.

임상시험 완료 후 1~3개월이 지나기 전에 다른 임상 참여를 문의하는 것은 주로 지속적인 관리가 필요한 만성 질환자가 이전 임상 참여시 효과가 좋았기 때문에 비슷한 혜택을 다시 얻길 원하여 단순히 문의해본 것일 수 있다. 하지만 한꺼번에 여러 시험에 참여하거나 다수 기관에 등록되길 시도하는 행동은 다분히 의도적이다. 소위 '임상시험꾼'이라 말할 수 있는 중복 및 다중 참여자는 일반적으로 몇 가지 특징을 가지고 있다고 한다. 주로 치료를 받지 않더라도 지금 당장 생명을 위협하지는 않고, 표준치료법이 비교적 잘 정립되어 치료약 및 관련 의료 서비스에 접근하기가 어렵지 않으며 대체적으로 유병률이 높은 고혈압, 고지혈증 등의 만성 질환 대상 임상시험에서 발견되기 쉽다. 이들은 지속적으로 진료를 받던 병원의 연구진을 통해

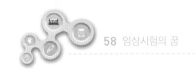

임상시험을 안내 받기 보다는 대개 지하철, 버스 등에 걸린 임상시험 자원자 모집 광고를 통해 병원으로 연결되었으며, 주로 60대 이상의 노인층, 남성이었다고 한다.

동시에 여러 시험에 참여하거나 다수 시험기관에 중복으로 등록되면 어느 한 쪽의 임상시험용 의약품만을 복용하고 나머지는 버릴 가능성이 있고, 검증되지 않은 약의 안전성에 대한 불신 또는 위약군에 배정되었을 수 있다는 생각으로 인해 수령한 약을 모두 버리고 직접 병원이나 보건소에서 처방 받은 약만을 복용할 가능성도 있다. 임상시험용 의약품을 복용하지 않고 버려도 문제이고 여러 곳에서 수령한 약을 다 복용해도 문제이다. 또한 시험마다 모집하려는 대상자 수가 정해져 있으므로 임상시험 참여에 진지한 환자들의 참여 기회를 빼앗는 셈이라고 볼 수도 있다.

우리나라와 같이 좁은 땅에서 다수의 임상시험이, 특히 일부 지역에서 집중적으로 소화되고 있는 환경에서는 필연적으로 특정 질환을 가진 환자들이 비슷한 참여 조건의 다수의 임상시험 공고에 연이어 노출되어 중복이나 다중 참여에의 유혹을 느낄 가능성이 있다. 의뢰자 주도의 2상, 3상 임상시험에 참여하면 기본적으로 건강검진과 함께 질환에 따라 각종 검사비 및 진료비, 임상시험용 의약품을 무료로 제공받고 의료진의 면밀한 관리를 받게 되며 그 외에도 임상시험 참여 정도에 따라 사례비를 받는다.

2014년 기준 한국의 65세 이상 노인 빈곤율은 49.6%로 OECD 회원국 중 압도적인 1위를 차지하였고, 노인 빈곤률 상승 속도도 가장 높았다. 고령화 속도 역시 세계 최고 수준으로 조사되었다. 임상시험 수행 건수는 많고 청년들의 낮은 임금과 실업, 노인 빈곤이 점점 심각해져 가는 마당에 건강인 대상이든 환자 대상이든 임상시험 중복 참여 문제가 발생하는 것이 이상한 일도 아니라고 생각된다.

대상자의 임상시험 중복 참여 사실을 알게 되면 의뢰사는 임상시험 수행에 소요된 부담을 고스란히 떠안으면서 해당 대상자에게서 발생된 데이터를 사용하지 못하게 된다. 비용을 날리더라도 어찌되었든 중복 참여 대상자를 발견하여 분석 전에 데이터를 거르면 그나마 다행이다. 정확하지 못한 데이터가 유효성 분석에 포함되면 임상시험 결과의 과학성이 저해된다. 시판 중인 오리지널 약물이 활성 대조약으로 사용되거나 대조군에서 위약 효과(placebo effect)가 있을 것으로 예상되는 임상시험에서는 결과 분석 시 시험군과 대조군 간 불과 1~2%의 반응자(responder) 비율 차이도 중요하게 여겨질 수 있는데 중복, 다중 참여자로 인해 왜곡된 데이터가 포함됨으로써 임상시험 결과가 실패한 것으로 잘못 도출될 수 있다. 이와는 반대로 왜곡된 데이터가 시험약이 실제보다 유리한 결과를 얻도록 작용할 수도 있는데 이 역시 윤리적이지 못한 결과가 초래되는 것이다.

아마도 임상시험에 허위로 참여하는 사람들과 중복 혹은 다중으로 참여하는 사람들 중 다수가 이것이 남에게 피해를 주고 사회적인 손실을 초래하는 행위임을 깊이 인지하지 못했을 것이다. 이에 대한 홍보와 동의 취득 단계에서의 충분한 설명이 잘못된 시도를 방지하는 데 도움이 될 것으로 생각된다.

이에 더하여 임상시험대상자의 중복 및 다중 참여 여부를 확인하기 위한 통합 데이터베이스의 구축이 필요하다. 현재 건강한 사람을 대상으로 하는 임상시험과 생동성시험에만 적용되는 중복 참여자 의무 확인 규정을 2상, 3상 임상시험으로 확대하여 적용하면 위에서 이야기한 문제들을 대부분 해결할 수 있다. 임상시험 참여 관련 부정 행위가 지속적으로 감지되고 있고 그것이 약을 개발하는 과정에 상당한 손실을 야기할 수 있는 만큼 이에 대한 효과적이고 확실한 대처 방안이 필요하다.

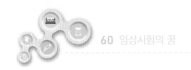

09 임상시험 자동화 보편화, 정말 이루어질까?

앞서 임상시험 업무 자동화와 관련된 아이디어를 언급하였다(참고로 이 책의 Part 3. 2030 임상시험 미래보고서에 현재 연구되고 있는 임상시험 관련 기술들을 좀 더 다양하게 소개하였다). 이러한 아이디어가 실현되어 국내 임상시험 산업 전반에 도입되는 데에는 시간이 얼마나 걸릴까? 과연 이루어지기는 할까?

처음 몇몇 선구적인 기관이 먼저 변화를 이끌어내기 위해서는 강한 추진력을 가진 결정권자와 높은 전문성을 가진 실무진 그리고 필요한 기술의 개발업체 간 긴밀한 협력이 필요하다. 그 다음으로 보편화를 이루어가는 손쉬운 방법은, 모든 분야가 그러하듯이 일차적인 진입 장벽인 가격을 낮추는 것이다.

휴대폰이 보편화된 과정을 생각해보면 쉽게 알 수 있다. 처음에는 경제적으로 여유가 있어 지불 능력이 있거나 업무적으로 필요하여 회사로부터 지원을 받은 사람들 위주로 먼저 사용되기 시작하였다. 2000년도에는 고등학교 한 학급에서 잘 사는집 아이들 위주로 한 두 대씩 가지고 있던 정도에서 불과 3~4년 만에 거의 모든 고등학생들이 휴대폰을 가지고 있을 정도로 빠르게 보급되었다. 그 이후로 불과 15년도 채 지나지 않았지만, 휴대폰의 보편화는 세상이 빠르게 변하여 모두가 휴대폰을 사용하게 된 것인지, 모두가 휴대폰을 사용하게 되면서 세상이 빠르게 변하게 된 것인지 헷갈릴 정도로 일상 생활을 많이 바꾸어 놓았다.

2000년대 초반에 휴대폰이 빠르게 보급될 수 있었던 데에는 당시 이동 통신사들이 전략적으로 활용한 단말기 보조금이 큰 역할을 하였다. 거리에는 한 달에 2만원가량의 요금만으로 최신 휴대폰을 무료로 개통할 수 있다는 광고가 흔히 붙어 있었다. 따져보면 완전히 무료는 아니었을지 몰라도 어쨌든 월별 요금 이외 초기 비용이 거의 없이 휴대폰을 가질 수 있었기 때문에 너도 나도 휴대폰을 개통하고, 1년만 지나도 큰 부담 없이 새 휴대폰으로 바꿀 수 있었다.

냉정하게 말하면 임상시험 역시 장기적으로는 이익을 창출하기 위한 활동이며 결과적으로 규정상에 문제가 되는 사항을 남기지 않고 다음 단계로 진행할 만한 충분한 근거를 얻거나 규제 당국으로부터 품목 허가를 받을 수 있는 시험 결과를 얻는 것이 최소한의 기본적인 목표이다. 어렵게 임상시험을 진행하고 품목 허가까지 받았더라도 기존의 표준치료방법에 비해 그다지 두드러진 장점이 없어 약가를 불리하게 받아 매출이 별로 발생되지 않거나 뒤늦게 인지된 문제점으로 인해 시장에서 퇴출되면 매우 손해이기 때문에 과학적으로 신뢰성 있는 유효성 및 안전성 데이터를 가능한 한 빨리, 가급적이면 적은 비용으로 얻는 것이 임상시험 산업의 변치 않는 니즈(needs)이다.

그러므로 임상시험 관련 기술도 기존에 사용하던 방법들과 비교하여 종합적으로 판단했을 때 전체 비용이 절감되거나, 혹은 데이터의 정확성과 신뢰성 증가로 인한 유익이 추가될 비용보다 더 가치 있다고 여겨지면 많은 기관이 새로운 기술의 사용을 검토하게 될 것이다. 그리고 후발 주자들은 경쟁력 면에서 뒤처지지 않기 위해서라도 도입을 서두를 것이다.

앞서 언급한 여러 업무 개선안이 개념적으로는 이해되더라도 실제로 구축해내는 일은 현실적으로 쉽지 않다. 왜냐하면 정보의 호환이 자유로운 일원화된 시스템을 구축하기 위한 전제는 무엇보다도 전반적인 구성 방식(format)의 통일성인데, 지금은 각 지역 각 병원마다 제각각 고유의 임상시험 관리 방식을 가지고 있기 때문이다.

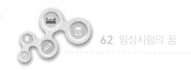

규격화된 시스템을 만들고 보급해나가기 위해서는 많은 논의가 필요할 것이다.

게다가 무조건 자동화가 좋다며 새로운 기술을 성급히 도입하려고 하다가는 충분한 조사도 없이 각 회사 실정에 맞지 않는 방식이 들어와 업무를 효율적으로 만들어 주기는커녕 이중고를 시키는 꼴이 될 수도 있다. 기존 방식대로 업무를 진행하면서 새로운 시스템에도 정보가 공유되도록 일을 두 번씩 해야 할 수 있기 때문에 반드시 사전에 구체적인 논의가 필요하다.

오늘날 거의 모든 분야에서 수 많은 회사와 관계 기관들이 인터넷과 이메일, 전자 문서를 통해 서로 협력할 수 있게 된 배경에는 컴퓨터 운영체제와 사무용 소프트웨어의 독과점 상태가 결과적으로 기여한 바가 크다. 다품종 소량 생산된 제품이 소비자에게 더 큰 만족감을 주는 분야도 많지만 적어도 컴퓨터의 보급과 업무 전산화, 정보의 공유 면에서는 네트워크를 이루는 각 개인과 회사, 기관이 대부분 같은 종류 혹은 무리 없이 상호 호환이 가능한 프로그램을 이용하는 것이 대단히 유리하게 작용했다.

만일 회사별로 서로 다른 오피스 프로그램을 사용하여 각 회사가 작성한 문서를 서로 다른 뷰어(Viewer)로 열어야 하고 정보를 쉽게 주고 받을 수 없다면 협력하기가 불편했을 것이다. 그러나 대부분 마이크로소프트사의 MS Office 프로그램을 사용하므로 상호 협업에 무리가 없고, 근로자는 회사를 옮겨도 익숙한 프로그램으로 업무를 이어갈 수 있다. 이와 같이 앞으로 임상시험에 사용되기 위해 개발될 도구들도 표준 규격화를 지향해야 더 빠르게 널리 보급될 수 있다.

아울러 도구의 발전과 함께 사용자들의 마인드 변화도 뒷받침되어야 한다. 앞서 전자 문서와 전자 서명에 대해 언급하였다. 그런데 이제까지의 문서관리 방식에 익숙해진 사람들은 중요한 문서는 왠지 종이로 된 원본이 있어야만 할 것 같고 전자 문서는 종이 문서보다 가볍게 느껴진다든지 종이에 기록해오던 일은 계속 종이로 이어서 해야 편하다는 등 관성에 의한 관념이 자리잡고 있을 수 있다.

1980~90년대와 그 이전에 초·중·고등학교 학창시절을 보낸 사람들 중 중요한 문서는 손에 잡히는 종이로 되어 있어야 마음이 편하다고 느끼는 사람들도 있다. 물리적으로 실재하는 실물이 있어야 안심이 되고, 전자화된 자료는 무엇인가 보조적인 느낌이 들고 없어질까봐 불안감이 든다는 것이다. 그것은 사실이 아니라 구시대의 관념일 뿐이다.

내가 초등학교 저학년 때 선생님들은 유성펜으로 수업 내용을 적은 OHP 필름을 영사기에 올려 칠판 필기와 함께 수업 보조 교재로 사용했다. 당시에는 굉장히 세련된 방법이었다. 초등학교 고학년이 된 후에는 교실 내 컴퓨터와 브라운관 TV가 들어왔다. 중학교 때는 학교에 시청각실이 생겨 컴퓨터 과목 수업 시간에 한 학생이 한 대씩 컴퓨터를 가지고 수업을 받았다. 고등학교 1학년 때는 처음으로 개인 휴대폰이 생겼다. 삼성전자의 40화음 컬러휴대폰으로 30만 화소의 디지털 이미지를 촬영할 수 있었고 한 번에 문자 40글자를 전송할 수 있었다. 몇 년 뒤에는 64화음의 2.8인치(약 7.1cm) 화면 휴대폰이 출시되어 대형 컬러 액정 화면이라 선전하며 주목을 끌기도 하였다. 이십 대 중 후반이 되어서야 스마트폰을 사용하기 시작했지만 근래에 나오는 전자기기들을 사용하는 데에 별 어려움이 없다.

그런데 요즘 초등학생들은 교과서도 전자 교과서로 접하게 될 것이라고 한다. 나도 스마트폰을 사용하는 데 별 무리가 없는데 어렸을 때부터 IT 기기를 접하는 요즘 초등학생들이 성인이 되어 직장을 다니게 될 때쯤에는 종이 문서에 기록을 남기고 바인더에 철하는 방식은 매우 구식이 되어 있을 것이다. 초등학교 6학년이 성인이 되는 데에는 불과 7년밖에 걸리지 않는다. 인식의 변화는 빠르게 일어날 것이다.

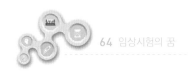
10 임상시험 의료소송 판례를 통한 학습

2013년에 시험대상자에 대한 설명의무 위반이 인정되어 위자료 2천 만원 배상 판결을 받은 임상시험 관련 의료소송(2심)이 있었다. 한 고혈압 복합제 임상시험에서 시험대상자가 임상시험용 의약품을 약 20일 동안 복용하고 동의 철회로 중도탈락한 후 의료진에게 두통, 졸음, 배뇨곤란, 발기부전 증상을 호소하였다. 이에 대해 의료진이 각종 검사와 진료를 수행하였고, 시험대상자는 합의금을 지급받고 위 사안에 대해 부제소합의[24]를 하였다. 그러나 이후로도 발기부전 증상이 지속되자 해당 시험기관과 의뢰사를 상대로 소를 제기하였다. 1심에서는 원고 패소하였으나 2심에서는 원고가 해당 임상시험과 관련하여 문제 제기한 여러 주장들 중 담당 의사가 아닌 연구간호사가 동의[25]를 취득했던 사실이 인정되어 원고 일부 승소 판결을 받았다.

아래는 해당 사건 판결문의 일부이다.

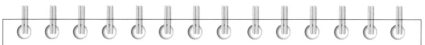

(서울고등법원 2013.4.18 선고 2011나65893 판결)

▶ 판결 요지
의료사고와 관련한 부제소합의에 있어서, 그 합의가 의료사고로 인해 발생한 손해의 범위를 정확히 확인하기 어려운 상황 아래서 회복이 가능할 것이라는 의료진의 말만 믿고 이루어진 것이고, 그 후 피해자에게 합의 당시 예상할 수 없었던 신체장애 등 손해

---

24. 소송을 제기하지 않기로 약정하는 것.
25. 대상자동의(informed consent). 대상자가 임상시험 참여 유무를 결정하기 전에 시험대상자설명서를 통해 해당 임상시험과 관련된 모든 정보를 제공받고, 서명과 서명 날짜가 포함된 문서(동의서)를 통해 본인이 자발적으로 임상시험에 참여함을 확인하는 절차.

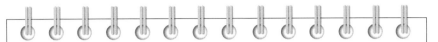

가 발생한 경우, 피해자는 이를 예상하였더라면 그러한 합의를 하지 않았을 것이라고 봄이 상당한 바, 그렇다면 이와 같은 합의의 효력은 예상할 수 없었던 손해 등에까지 미친다고 볼 수 없다(대법원 2006.4.28 선고 2003다23847 판결 참조)

임상시험이 그 임상시험계획서에 관해 식품의약품안전청장으로부터 승인을 받고 이루어진 점, 피고(의료법인 ○○○○○○) 병원이 원고(항소인 XXX)에 대하여 임상시험을 시작하기 전 임상시험계획서에 따라 원고를 임상시험대상자로 선정하고 사전 검사를 시행한 점, 임상시험 시 원고에게 임상시험계획서에 따라 정해진 양을 복용하도록 한 점, 원고가 두통과 졸음 등을 호소하자 피고 병원에서 상담을 받을 것을 권유하였으나 원고가 이를 거절함으로써 즉시 상담이 이루어지지는 않았으나 그 후 원고가 피고 병원을 방문하여 두통, 졸음, 배뇨곤란을 호소하자 신경과와 비뇨기과에서 그에 따른 검사를 시행한 점 등을 종합하면 피고 병원의 원고에 대한 피험자 선정, 임상시험 사전검사 시행, 임상시험 약물복용, 원고에 대한 경과 관찰, 임상시험 약물 복용의 부작용에 대한 상담 및 검사시행 등 일련의 과정에 있어 투약 및 치료상 과실이 존재한다고 보기 어렵다.

이 사건 임상시험 실시 전 시험책임자가 피험자에 대하여 진료, 상담을 직접 실시하여 임상시험의 목적, 과정, 효과, 부작용 등을 설명하거나 그렇지 않은 경우에는 자격 요건을 갖춘 시험담당자에게 피험자 진료 및 동의 절차 수행의 업무를 위임하여야 함에도 불구하고, 시험책임자로부터 위임을 받지 않은 연구간호사가 원고에게 임상시험에 대하여 설명하고 피험자 동의서 작성 등의 업무를 수행한 점, 피고 병원 연구간호사가 이 사건 임상시험 실시 전 이 사건 신약의 부작용 등에 관한 정보가 기재되어 있는 설명문을 제시하면서 원고로부터 임상시험에 관한 동의서를 작성 받은 사실은 인정되나, 위 동의서 자체에는 이 사건 신약의 부작용 등 위험성에 관한 내용이 전혀 적혀 있지 않으며, 부동 문자로 기재된 각 항목에 관해 'ㄴ'표시만 하고 원고로부터 서명을 받은 점, 위 설명문은 작은 글씨의 부동 문자가 빼곡히 적혀 있는 10페이지의 출력물에 불과하며 이 사건 신약의 부작용 등 위험성에 관해 주의를 환기할 만한 어떠한 조치도 되어있지 않은 점 등을 종합하면 피고가 원고에게 이 사건 신약의 위험성이나 부작용 등에 관해 설명의무를 다하였다고 볼 수 없다.

(..중략..)

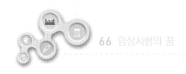
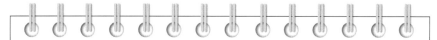

1. 기초 사실

가. 당사자의 지위

(1) 제1심 공동피고 ●●●● 주식회사(이하 '피고 ●●●●'이라 한다)는 ◎◎◎◎ 10mg과 ◇◇◇ 50mg의 복합제(이하 '이 사건 신약'이라 한다)에 대한 임상시험을 진행한 제약회사이고, 피고 재단은 ●●●●으로부터 이 사건 신약에 대한 임상시험을 의뢰 받은 임상시험기관 중 하나인 ◆◆◆◆병원(이하 '피고 병원'이라 한다)을 운영하는 법인이다.

(2) 원고는 피고 병원에서 실시된 이 사건 신약에 대한 임상시험에 참여한 자이다.

나. 이 사건 신약에 대한 임상시험 계획

(1) 피고 ●●●●은 Stage 2 고혈압환자를 대상으로 ◎◎◎◎/◇◇◇ 복합제가 ◎◎◎◎ 단일요법과 비교하여 6주 후에 혈압감소 효과가 더 우월한지 여부를 증명하기 위하여 이 사건 신약에 대한 제3상 임상시험계획서를 작성하여 2009.5.6 식품의약품안전청(이하 '식약청'이라 한다)장의 승인을 받았는데, 그 계획은 다음과 같다.

(..중략..)

다. 원고의 이 사건 신약에 대한 임상시험 참가 경위

(1) 원고는 2009.10.19경 새로 개발 중인 고혈압 치료제에 대한 임상시험에 참여할 지원자를 모집한다는 취지의 모집광고를 보고 ●●●●에 전화하여 이 사건 임상시험에 참가신청을 하였다.

(2) 원고는 2009.10.27경 피고 병원을 방문하여 받은 신체검사 결과 임상연구 피험자 선정기준에 적합하다는 판정을 받았고, 기존에 고혈압약을 복용하지 않고 있었으므로 약물 복용 중단 기간이 필요 없어 그 다음날 임상시험용의약품 (◎◎◎◎ 5mg/◇◇◇ 50mg의 복합제 또는 ◎◎◎◎ 5mg) 16일분을 피고 병원에서 수령하였고, 다음 날부터 위 약물을 복용하기 시작하였다.

(3) 원고는 2009. 11. 10. 피고 병원을 방문했는데, 약물투여력에 변화가 없고, 이상 반응 등 불편감이 없으며 평균혈압이 144.7/102.7mmHg으로 측정되었다. 이에 피

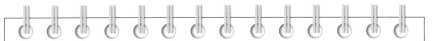

고 병원의 의료진은 위 나.항의 계획에 따라 ◎◎◎◎ 10mg/◇◇◇ 50mg의 복합제 혹은 ◎◎◎◎ 10mg으로 약의 용량을 증량하여 원고에게 교부하였다. 이 때 원고는 기존에 수령했던 약 16일분 중 4일분을 반납하였다.

(4) 원고가 2009.11.12경 피고 병원에 임상연구 교통비(50,000원)가 입금되지 않는 것에 대하여 이의를 제기하자, 피고 병원의 직원은 2009.11.13경 교통비가 지급될 것이라고 답변하였다. 그러나 피고 병원의 직원이 2009.11.13 원고에게 전산장애로 인하여 교통비가 같은 달 16.경 지급될 것 같다고 하자, 원고는 화를 내며 더 이상 임상시험에 참여하지 못하겠다는 의사를 통보하였고, 약의 용량을 증량한 이후 졸음이 많아지고 화를 내면 머리가 아파진다고 호소하였다. 이에 피고 병원의 연구간호사는 원고에게 다음날 피고 병원을 방문하면 상담 후 필요한 조치를 취하겠다고 하였으나, 원고는 이를 거절하였다.

(5) 피고 병원의 연구간호사가 2009.11.16 원고에게 전화하였으나 원고는 다시 임상시험 참여와 피고 병원에서의 상담도 거부하였다. 이에 피고 병원의 직원은 원고가 이 사건 임상시험에 대한 동의를 철회하여 중도탈락한 것으로 처리하였고 원고는 2009.11.17경 이 사건 신약의 복용을 중지하였다.

(6) 원고는 2009.11.27 피고 병원을 방문하여 두통, 졸음, 배뇨곤란 증상을 호소하였고, 의사와 면담 후 두통과 졸음은 피고 병원의 신경과에서, 배뇨곤란 현상은 피고 병원의 비뇨기관에서 각 진료받기로 하였다.

(7) 피고 병원은 2009.12.9 피고 병원의 신경과에서 실시한 원고에 대한 MRI 검사 결과 두통을 유발할 만한 병변이 발견되지 않았고, 비뇨기관에서 실시한 요류검사(uro-flowmetry), testosterone 검사 및 전립선 초음파검사 결과 병변이나 문제점이 발견되지 않아 전립선과 배뇨에는 문제가 없다고 원고에게 설명해 주었으나 원고는 새벽에 발기가 되지 않는다는 증상을 호소하였다. (..중략..) rigi-scan(발기능력 검사) 결과 강직도는 90%로 측정되었으며 (..중략..) 배뇨증상이나 발기부전 증상은 호전될 것으로 예상된다고 설명하였다.

(10) 피고 의료법인 ★★★★★★은 2010.1.14 원고와 다음과 같은 합의서(을 제8호증)를 작성하고, 원고에게 합의금 1,050,000원을 지급하였다.(이하 '이 사건 합의'라 한다.)

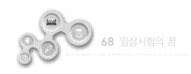

(..중략..)

식약청장은 2010.2.3 피고 병원이 (..중략..) 시험책임자로부터 위임을 받지 않은 연구간호사가 피험자 동의서 작성 등의 업무를 수행하고, 그에 대한 전자의무기록을 작성하였다는 이유로 임상시험책임자인 피고 병원의 □□□ 교수에 대하여 경고처분을 하였고, 피험자 동의서 사본을 임상시험이 이미 시작된 후인 2009.11.10 원고에게 배부하였다는 이유로도 □□□ 교수에게 주의 조치하였다.

원고는 2010.7.7경 국립중앙의료원에서 (..중략..) '비기질적 원인에 의한 발기부전으로 인하여 약물치료를 지속적으로 시행해 볼 수 있다'는 취지의 소견서.. (..중략..) 2012.11.5부터 11.10까지 입원하여 (..중략..) 심인성 및 혈관성 발기부전 진단을 받았다.

(..중략)

-12-

(..중략) 위자료만을 청구하는 때에는 의사의 설명 결여 내지 부족으로 인하여 선택의 기회를 상실하였다는 점만 증명하면 족하고, 설명을 받았더라면 중대한 악결과는 생기지 않았을 것이라는 관계까지 증명하여야 하는 것은 아니지만, 그 결과로 인한 모든 손해를 청구하는 때에는 그 중대한 악결과와 의사의 설명의무 위반 내지 승낙 취득 과정에서의 잘못 사이에 상당한 인과관계가 존재하여야 하며 (..중략..) 피고 병원 의료진이 원고에게 위와 같은 설명의무를 다하였을 경우 원고가 이 사건 임상시험에의 참가를 거부하였을 것이라고 단정하기 어려우므로 피고 병원 의료진의 설명의무 위반과 원고의 악결과 발생 사이에는 상당한 인과관계가 인정된다고 보기 어려워, 피고는 원고에게 설명의무 위반으로 인한 정신적 고통을 위자하기 위한 위자료의 범위 내에서 그 지급 책임이 있다고 할 것이다.

한편 위자료 액수에 관하여 보건대, 원고는 이 사건 임상시험 당시 만 40세의 미혼 남성이었던 점, 이 사건 신약의 성분인 ◎◎◎◎과 ◇◇◇에서 발기부전의 부작용이 발생할 가능성은 매우 낮은 것으로 보이며 이 사건 신약과 발기부전 사이의 관련성은 명

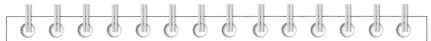

확하지 않다고 보이는 점, 원고의 고혈압 병력이 발기부전을 유발할 수 있는 요인이었다고 볼 수도 있는 점, 피고가 원고에게 합의금 명목으로 1,050,000원을 지급한 점, 이 사건 임상시험의 경과 및 그 결과 등 이 사건 변론과정에 나타난 여러 사정을 참작하면 위자료를 2,000만원으로 정함이 상당하다. (..후략)

흔히들 임상시험 근거 문서의 기록과 관련하여 "문서로 남겨지지 않았다면 행한 일이 아니다."라고 한다. 기록의 중요성을 강조한 말이다. 이 말은 곧 "행한 일은 문서로 남겨진다."는 뜻이 되지만(명제의 대우), "문서로 남겨진 일은 행해진 일이다(명제의 이)." 또는 "행해지지 않은 일은 문서로 남겨지지 않는다(명제의 역)."를 의미하지는 않는다.

위 사건에서 동의 취득에 대한 문서(설명문[26] 및 동의서, EMR 기록)가 구비되어 있었지만 관련 행위는 적절히 행해졌다고 인정받지 못했다. 연구간호사가 동의서를 받은 후 담당 의사의 확인 서명을 득하고 전자의무기록을 담당 의사의 계정으로 남겼더라도 시험대상자의 증언과 재판 과정에서의 조사 등에 의해 실제 행위자가 밝혀졌을 것이다.

종종 임상시험 종사자들은 '문서' 자체에 너무 집중하다 보니 했어야 하는데 하지 않은 일이나 다소 부적절히 행해진 일이 인지되었을 때 문서에만 문제가 없다면 괜찮을 것이란 생각이 들기도 한다. 정황상 심증이 있더라도 문서 상 오류가 없다면 남들이 보았을 때 의구심이 들더라도 어쩔 도리가 없을 테니 별 문제 없이 넘어갈 수 있을 것 같다. 그러나 위 판례는 그것이 잘못된 생각임을 일깨워준다.

---

26. 시험대상자설명서. 시험책임자가 임상시험 참여에 대한 대상자의 동의를 받기 위하여 대상자에게 해당 임상시험과 관련한 모든 정보를 담아 제공하는 문서를 말한다.

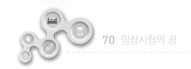
임상시험 종사자들끼리는 '문서로 남겨지지 않은 일은 행한 일이 아니다'라고 할지 모르겠지만 본 업계에 몸담지 않은 제3자의 입장에서 보면 한 일은 한 일이고, 안 한 일은 안 한 일이다. 꼭 임상시험을 위해 기록된 문서가 아니어도 다른 관련 기록, 증인, 증언이 얼마든지 있을 수 있다. 특히나 동의 취득 과정에는 항상 증인(해당 시험 대상자 또는 대리인)이 있는 셈이다.

모니터링이나 점검 시 가장 중요시되고 위반 시에 가장 문제가 될 수 있는 부분은 단연코 '시험대상자의 서면 동의'에 대한 것이다. 시험대상자에게 담당 의사가 직접 임상시험의 전반적인 사항들을 설명하고, 질의 응답 시간을 가지고, 대상자가 원하는 만큼 충분히 숙고한 뒤 자의에 의해 임상시험 참여를 결정하면 시험대상자와 담당 의사가 각각 자필로 동의서에 서명과 날짜를 기재해야 한다. 이 때 의학적인 부분 외 임상시험 수행을 위한 예상 방문 일정과 검사 수행 스케줄과 이동 경로, 입원 시 권장 준비물 등에 대한 일반적인 안내는 연구간호사가 도와도 무방하다. 시험기관은 취득된 서면 동의서의 원본을 보관하고, 그 사본을 대상자에게 제공해야 한다.

그런데 가끔은 대상자와 담당 의사의 서명 날짜가 다르거나, 대상자가 성명만 기록하고 서명을 누락하기도 하고, 담당 의사가 실수로 서명을 누락하는 일도 있다. 임상시험 시작 전에 받은 동의서와 시험 도중 업데이트된 정보가 있어 재 취득한 동의서의 서명 모양새가 서로 전혀 다를 때도 있고 기관별로 IRB의 승인을 득한 동의서임을 표시하기 위해 사용하는 도장이나 천공(표시하지 않는 기관도 있다)이 실수로 누락되는 경우도 있다. 동의서를 취득한 날짜와 시간보다 첫 번째 검사를 처방하거나 수행한 날짜와 시각이 더 이른 경우가 발견되기도 한다.

이러한 경우들이 발생하여 자세한 정황을 알아보았을 때 동의서가 날조되거나 대상자에게 정말로 충분한 동의를 얻지 않은 상태에서 시험자가 임의로 임상시험을 시작했을 가능성은 매우 적어 보인다. 다만 단순히 문서 작성상의 실수일 가능성이 높지만, 서면 동의서와 관련된 오류는 종종 심각한 이슈로 받아들여지기 때문에 발견 시 관련자들이 곤욕을 치르기도 한다. 그러므로 CRA들은 아무리 바쁘더라도 모니터링 시 최우선 순위가 동의서 확인이며 설명문 한 장 한 장을 넘겨 보고 서명을 꼼꼼히 대조한다. 점검 시에도 동의서 확인 작업이 대단히 중요하게 여겨진다.

CRA는 설명문 및 동의서와 관련하여 여러 사항을 확인한다. 설명문 및 동의서가 시험대상자에게 사용되기 전 식약처 및 IRB의 승인을 득하였는지, 기관 IRB 마다의 동의서 관리 지침을 따라 표시된(도장, 천공 등) 문서가 사용되었는지 확인하고, 시험대상자와 시험자의 서명 및 서명 날짜가 동의서에 적절히 기재되었는지 확인한다. 또한 시험대상자에게 동의서 사본을 제때에 제공했는지, 동의서 내용이 업데이트되면 적시에 시험대상자에게 이를 알리고 변경된 동의서로 재동의를 취득하였는지도 확인한다. 문서에 누락된 페이지가 없는지, 동의서의 체크 항목에 누락이 없는지도 한 장 한 장을 넘겨가며 확인한다.

위와 같은 확인 작업이 모두 이루어졌어도 문제가 전혀 없다고 볼 수는 없다. 상기 판례는 임상시험 동의 취득 과정에서 그 본질적인 내용 즉, '시험대상자가 임상시험 참여 전 예측 가능한 부작용을 포함하여 시험에 대한 충분한 정보를 얻고, 이를 바탕으로 자의에 의해 임상시험 참여를 결정한다.'라는 것보다 형식적인 문서를 구비하는 면에 더 많은 주의가 기울여질 수 있음을 시사한다.

위 사건에 등장한 설명문과 동의서를 직접 본 적도, 원고와 피고의 주장을 직접 들은 적도 없기 때문에 상세한 정황까지 파악하기는 어려우나 판결문을 통해 제3자

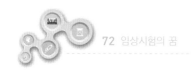

(판사)의 시각에서 해당 임상시험 서면 동의 취득 과정 중 어떤 점이 문제라고 판단 되었는지 그 면면을 유추해볼 수 있다.

1. 연구간호사가 동의서를 취득하고 이를 전자의무기록에 남긴 점

이 사건에서 피고에게 위자료 지급 판결이 내려지게 된 핵심 원인이다. 시험대상 자와 함께 시험자가 직접 동의서에 동의 취득 날짜와 서명을 남겨야 한다는 사실은 임상시험 과정에서 너무나 중요시되는 사항이기 때문에, 추측건대 위 사건에서 언 급된 동의서에도 서명은 시험자의 것으로 남겨졌으나 실제로는 연구간호사가 대신 동의를 취득하였다는 사실을 원고가 증언하였을 가능성이 높다.

사건에서 시험자가 직접 대상자로부터 동의를 취득하였다면 설명의무 위반으로 인한 위자료 지급 판결이 나지 않거나 위자료 액수가 상당히 줄어들었을 것으로 생 각된다. 시험자, 즉 담당 의사가 직접 동의를 취득하지 않은 것은 변명의 여지가 없 는 분명한 잘못이므로 재발을 방지하기 위한 대책에 대해서도 달리 설명할 거리가 없다.

그런데 조금 애매한 부분도 있다. 서면동의 취득 과정에서 허용되는 연구간호사 의 개입 정도는 어느 선까지일까? 똑 같은 내용을 말하더라도 연구간호사가 동의 과 정에 상세 설명을 하는 것은 잘못된 일이고 의사의 설명만이 유효한가? 시험대상자 의 입장에서 충분한 설명을 듣는 것과 별개로 설명을 한 주체가 의사이기만 하면 문 제가 없는가? 만일 이 사건의 원고가 연구간호사로부터 들었던 설명과 똑같은 내용 의 설명을 의사에게 들었더라면 규정상의 절차를 어기지 않았으므로 아무 문제가 없다고 할 수 있을까? 규정상의 행위의 주체가 반드시 직접 해야 하는 일과 위임할 수 있는 일의 범위를 명확히 하여 위와 같은 사건의 재발이 방지되어야 할 것이다.

여기까지는 가장 표면적으로 드러난 문제를 교과서적으로 논한 데 불과하다. 여전히 쟁점화되어야 하는 면면들이 남아있다.

2. 부작용 등의 정보가 기재된 설명문을 제시했으나, 동의서에는 부작용 등 위험성에 관한 내용이 적혀 있지 않았다는 점

서면동의를 취득하는 데 사용되는 문서는 '시험대상자설명서 및 동의서(Patient Information/Informed Consent Form)'이다. 보통은 설명문과 동의서가 별도로 관리된다기보다 항상 함께 움직이는 한 세트의 문서로 인식된다.

실무에서는 대체로 십 수 페이지가 넘어가는 설명문 및 동의서를 그때그때 복사하여 대상자에게 사본을 제공하기가 번거로워 편의를 꾀하기 위하여 아래 몇 가지 방식이 보편적으로 사용되고 있다.

- 설명문은 원본으로 2부씩 준비해두고 동의서는 NCR지(No Carbon Required Paper)로 제작하여 서면동의 취득 후 설명문 원본 1부와 동의서의 NCR 사본을 대상자에게 제공.
- 설명문과 동의서 전체를 NCR지로 제작하여 동의 취득 후 전체 NCR 사본을 대상자에게 제공.

(동의 취득을 위한 설명의 과정에서 연구자나 시험대상자가 설명문에 직접 메모나 표시를 남길 수도 있으므로 별도의 원본을 제공하는 것보다는 전체 NCR지 혹은 원본을 복사기로 직접 복사한 사본을 제공하는 것이 더 권장된다.)

서면 동의를 취득한 후에는 서면 동의에 사용된 문서의 사본을 시험대상자에게 제공해야 하는데, 이때 설명문과 동의서의 사본이 함께 주어진다. 설명문을 칭하는 영문 용어는 'Patient Information Form'이지만 임상시험 종사자들이 ICF라고 말할 때에는 으레 설명문과 동의서를 함께 가리킨다. 이와 같이 실무에서는 한 세트의 문서로 인식되고 있으나 위 판결문에서는 분명히 별개로 된 각각의 문서로 인식하였음을 알 수 있다.

현재 임상시험 종사자로서 일하고 있다면 아마도 '설명문에는 사용상의 주의사항이 기재되어 있는데 동의서에는 기재되어 있지 않았다.'라는 말을 받아들이기 쉽지 않을 것이다. 설명문에는 임상시험의 목적, 목표 시험대상자 수, 시험군 또는 대조군에 배정될 확률, 예상 일정과 검사 항목, 기대되는 이익, 예측되는 부작용, 시험대상자 준수사항, 담당 의료진 연락처 등 시험대상자에게 알려야 할 의무가 있는 내용들이 모두 기재되어 대개 10페이지가 넘어간다. 반면 동의서는 보통 위 설명을 이해했다는 의미로 남기는 체크 표시 항목들과 시험대상자와 담당 의사의 서명 및 날짜 기재란이 포함된 1 페이지 분량으로 구성된다. 그래서 임상시험 참여와 관련된 대부분의 정보가 설명문에 기재되며, 설명문에 이미 기재된 상세내역을 동의서에 다시 기재해야 한다는 개념은 일반적이지 않다.

위 판결문에서 인식되고 있는 바와 같이 설명문과 동의서는 별개의 문서인가? 설명문에 기재된 주의사항은 동의서에도 중복으로 기재되었어야 했는가? '시험대상자 설명문 및 동의서'는 사용 전 식약처와 IRB의 승인을 받아야 하는데(초기 버전 이후 연구의 주요 사항이 변경되는 경우를 제외하고는 IRB의 승인만으로 변경 가능) 정식 심의를 거쳐 승인을 득한 문서가 정작 법정에서는 구성이나 내용상 문제가 있다고 지적을 받는다면 승인해준 식약처와 IRB에는 책임이 없는가?

3. "위 설명문은 작은 글씨의 부동 문자가 **빼곡히** 적혀 있는 **10페이지**의 출력물에 불과하며 이 사건 신약의 부작용 등 위험성에 관해 주의를 환기할 만한 어떠한 조치도 되어있지 않은 점"

부동의 **빼빽한** 문자로, '**√**' 체크로 답변하는 문항이 나열된 형태는 꼭 임상시험의 설명문과 동의서가 아니라도 어딘가 익숙한 형식이다. 인터넷 쇼핑몰에 가입하려 할 때 당장 모두 읽기에는 너무 많다고 느껴지는 분량의 약관이 몇 가지 체크 항목과 함께 제시되곤 한다. 은행에서 카드를 만들려고 할 때에 작은 글씨가 빼곡히 적힌 신청서를 받아 은행원이 형광펜으로 표시해준 서명란에 당장 서명을 하게 되기도 한다. 그 외에도 각종 보험 가입 약관 등 비슷한 예를 일상 생활에서 쉽게 접할 수 있다.

보통 사람들은 이 때 제시되는 내용을 모두 꼼꼼히 읽어보고 이해한 후 결정을 내리기 어렵다. 하지만 법적 문제가 발생했을 때 무심코 남긴 서명은 강력한 힘을 발휘하곤 한다. 모르고 했든 알고 했든 자신이 서명을 했으니 다소 억울한 일도 꼼짝 없이 당할 수 밖에 없게 된 사례들을 판결 관련 TV 프로그램 등에서 종종 접하게 된다.

반면 위 사건에서는 동의서에 남겨진 체크 답변과 서명이 법정에서 충분한 방어의 근거가 되지 못했다. 사람을 대상으로 하는 시험이라는 특성 때문이었을까? 혹시 은행에서 카드를 만들 때 '계약담당자로부터 중요 내용에 관해 상세하게 설명을 듣고 이해하였습니다.'라는 식으로 자필 문장을 신청서 양식 하단에 한 줄 적는 것처럼 시험대상자가 동의서에 '본인은 위 임상시험 설명문 및 동의서의 내용에 대하여 충분한 설명을 듣고 이해하였으며, 본 임상시험에 참여하기를 희망합니다.'라는 문장을 직접 기재하도록 하면 동일한 상황에서 충분한 증거가 될까?

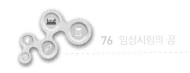

4. 기타 원고의 주장

임상시험에 참여하기 위해 시험기관을 찾아와 동의서에 자의로 서명한 대상자가 부작용을 겪고 나서 이렇게 될 줄은 몰랐다며 알았다면 참여하지 않았을 거라고 동의 취득 과정에 대해 문제를 제기하는 상황은 이후에도 얼마든지 발생할 수 있다. 물론 동의 취득 과정에서 의사가 직접 자세한 설명을 하지 않은 것이 판결의 핵심이나, 사건이 접수된 정황을 살펴 보았을 때 원고가 분노하게 된 이유는(교통비 입금이 며칠 늦어진 데 대한 화가 선행되기는 하였지만) 동의서를 작성할 당시 의사가 아닌 간호사에게 설명을 들었기 때문이 아니라 임상시험 참여 후 몸에 이상반응이 생겼다는 사실 때문이었다.

위 사건 판결문 전문 중 다른 부분에는 "원고는 피고가 허가 받지 않은 시험약품을 원고에게 투약하였고, 무자격 간호사가 이 사건 임상시험을 실시하였으며, 임상시험 후 치료 및 보호 의무를 다하지 않았기 때문에 원고에게 이 사건 신약의 부작용으로 발기부전이 발생했다고 주장하며 그 손해의 배상을 구하고 있다."라는 원고의 주장이 있고, 이 부분에 대하여 법원은 "원고의 위 주장은 이유 없다"로 판결하였다.

임상시험에 참여한 시험대상자가 '허가 받지 않은 시험약품을 투약하였다'는 점으로 문제를 제기했다는 것은 임상시험에 대한 최소한의 이해조차 없었다는 의미로, 임상시험에 참여하기를 원하는 사람들의 임상시험에 대한 전반적인 이해가 연구진이 예상하고 기대하는 정도보다 훨씬 낮을 수도 있음을 시사한다. 무지에서 오는 불안감은 적대적 태도를 유발하고 심인성 이상반응을 더욱 증가시킬 수 있다. 대중의 임상시험에 대한 바른 이해의 필요성이 대두되는 부분이다.

의뢰사는 임상시험을 통해 시험약의 안전성과 유효성이 입증되어야 시판 허가에 이를 수 있기에 최대한 전임상시험과 초기 임상시험 단계에서 성공 가능성이 있는 약물을 가려내기 위해 애를 쓴다. 그렇지만 임상시험의 특성상 예측 가능한 혹은 예측하지 못한 이상반응이 발생할 가능성은 항상 내포되어 있다. '설마 나에게?'라는 인간의 심리는 임상시험에서도 예외는 아니며, 시험에 참여하기 전 심정적으로 허용하던 수준 이상의 이상반응이 발생하면 참여를 후회하게 되는 것이 인지상정이다.

위 사건의 원고는 고혈압 환자이며 임상시험 부작용으로 발기부전이 발생했다고 주장했다. 그런데 사실 고혈압과 발기부전은 뗄래야 뗄 수 없는 관계로 알려져 있다. 고혈압으로 인한 혈류 장애가 발기부전을 유발하기도 하고 일부 기전의 고혈압 치료제가 그 부작용으로 발기부전을 일으킬 가능성도 있다. 고혈압 환자 중 다수가 발기부전을 동반하고 실제로 고혈압 약과 발기부전 약을 병용 처방하는 사례가 많아 고혈압 치료제와 발기부전 치료제를 더한 복합제까지 출시되었다.

시험대상자가 위 사건 신약을 복용한 기간은 최대 20일로 파악된다. 동의 철회 의사를 최초로 밝히고 이상반응을 호소한 시점은 약 복용으로부터 불과 16일째이다. 만일 시험대상자가 임상시험과 자신의 질환에 대하여 좀 더 이해하고 있었다면 입금 지연과 몸에 나타난 변화로 인해 화를 내고 조기 진료를 거부하다가 부제소합의와 1심과 2심을 거치는 긴 기간 동안 분노하고 후회하는 대신 의료진을 믿고 검사와 진료, 치료가 조기에 이루어질 수 있도록 협조하여 증상의 정도를 완화할 수 있었거나 적어도 이후의 심인성(心因性) 악화는 방지할 수 있지 않았을까.

법의 형평성으로 인해 일단 남아버린 판례는 이후의 판결들에 어떤 식으로든 영향을 미친다. 그렇다면 지금의 방식에서 어떤 점을 개선하여야 이후 같은 상황이 벌어지는 것을 막을 수 있을까? 우선은 규정에 맞게 의사가 직접, 충분한 설명에 의한

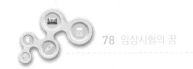

동의(informed consent)를 취득해야 한다는 기본에 충실해야 한다. 그에 더하여 임상시험 동의 취득 과정에 연구간호사가 개입할 수 있는 범위, 설명문과 동의서의 개념과 그 구성에 대한 대한 합의가 임상시험 업계 안팎으로 적절히 이루어져야 한다. 다만 이곳 저곳에서 문제를 인식하고 논의하는 수준에서 그치지 말고 여러 의견을 수렴하여 규제기관 차원에서 해답이 제시되어야 할 부분이다.

지금까지는 임상시험 현업에서 접할 수 있는 상황들을 살펴보고 어떤 부분이 개선되면 좋을지 논의해 보았다. 이어 다음 장 Part 2에서는 한국 임상시험 환경이 앞으로 더 성숙해지기 위해 무엇이 필요할지 이야기해보고자 한다.

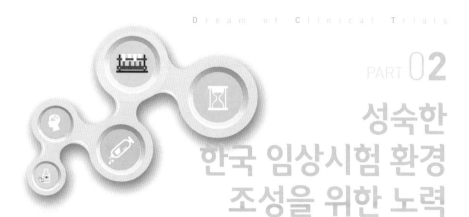

PART 02

성숙한
한국 임상시험 환경
조성을 위한 노력

한국은 많은 임상시험 경험과 임상시험 데이터의 우수한 품질을 내세워 세계적인 임상시험 유치 국가가 되었다. 우리나라의 임상시험 인력과 시설은 글로벌 경쟁력을 갖추고 계속 발전하고 있으며 실제로 임상시험 업계는 최근 몇 년 사이 매우 괄목할 만한 성장을 이루어냈다. 앞으로도 임상시험 인프라와 관련된 정책과 기술의 적극적인 도입으로 임상시험 산업의 유력한 선도 국가가 되고자 노력하고 있다.

2016년 11월에는 미국, 유럽연합(EU), 일본, 스위스, 캐나다에 이어 한국이 국제의약품규제조화위원회(ICH, International Conference on Harmonizatino)의 6번째 회원국이 되었다. 제약 선진국으로의 진입을 위해 정부와 제약 산업계가 열심히 노력한 성과이다. 이를 통해 앞으로 의약품 해외 시장 진출이 수월해지고 국제적인 의약품 관련 규제 방향 설정 시 국내 업계의 목소리를 반영할 수 있을 것으로 기대된다.

그러나 한국의 임상시험 환경은 아직 충분히 성숙하지 못하다. 대형 병원에 여러 환자군이 집중적으로 몰려 있는 구조가 임상시험에 유리한 환경을 만들었고, 거기에 우수한 임상시험 인력들의 노력과 데이터의 신뢰성을 기반으로 외부의 자본이 유

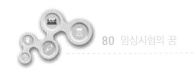

입되면서 급성장을 이루었지만 임상시험에 대한 의식은 아직 그에 걸맞게 선진화되지 못한 것으로 보인다.

사실 임상시험처럼 윤리적인 문제를 뗄 수 없는 산업에서 건수를 열심히 늘려가는 것이 무조건 좋다고 말할 수는 없다. 경제 논리를 빼고 보면 세계에서 임상시험 건수로 몇 위를 했는지, 얼마나 규모가 커졌는지 따지는 게 무슨 의미가 있겠는가. 아무리 신약개발의 중요성과 경제적 효과를 언급하며 임상시험의 필요성과 밝은 전망에 대하여 긍정적인 의견들을 쏟아내도 임상시험 산업은 한 국가의 기반 산업이 될 수 없고, 임상시험을 하지 않는다고 해서 국가 존속에 큰 일이 벌어지는 것도 아니다. 임상시험을 하는 것이 식량을 생산하는 일보다, 에너지를 만드는 일보다, 의무 교육을 제공하는 일보다 중요하지는 않다.

한국에서 수행되어 온 임상시험의 신뢰성을 국제적으로 널리 인정받았음이 공인되었고, 임상시험 건수는 지금도 상당히 많다. 이제는 임상시험 환경의 성숙을 논할 때이다.

01 속도보다 방향

고전적으로 신약개발과정의 비용 효율성에 대하여 논할 때 자주 등장하던 말은 특허권과 관련되어 있었다. 개발 주체 즉 제약사가 제품 출시에 도달하기까지 소요되는 시간이 길면 길수록 자사 특허 제품에 대해 독점적 판매를 인정받을 수 있는 기간이 줄어들기 때문에 제품 출시가 하루 늦어질수록 연간 최대 매출(peak sales) 시기를 기준으로 하루 판매액에 해당하는 엄청난 손해를 보는 것과 마찬가지라는 주장이다. 이러한 주장은 어찌되었든 하루라도 신약개발 단계에서 소요되는 기간을 줄이는 것이 미덕이라는 인식의 근거가 되었으며, 임상시험 업계에서는 어떻게 해서든 시간을 줄이기 위한 다각도의 노력을 기울이게 되었다. 그러나 이는 마치 회사에서의 은퇴 연령은 정해져 있으므로 어떤 사람이 신입사원으로 입사를 하루 늦게 할수록, 회사 전체 생활을 통틀어 가장 임금이 높은 직급에 있을 시기의 하루치 임금을 손해 보는 셈이라는 말이나 마찬가지로 상당히 어폐가 있는 주장이다.

약물 개발과정 중 거의 마지막 단계인 임상시험에서는 '빨리빨리'가 미덕이다. 임상시험을 빨리 끝내야 한다고 강조한다. 그래서 임상시험 실무진은 계획된 개발 일정 내에서 항시 다급한 타임라인을 맞추기 위해 가장 중요하고 두드러진 업무를 처리하면서 가급적이면 빨리 다음 단계로 넘어가고자 한다. 특히 이미 시판되고 있는 약물을 대상으로 특허기간 만료 내에 적응증을 추가하거나, 오리지널 약물의 특허 만료 시점을 기해 개량 신약이나 제네릭 의약품을 출시하려는 경우에는 무엇보다도 속도 경쟁이 중요하게 여겨진다.

개량 신약과 제네릭 의약품 개발에 대해서는 일리 있는 생각이다. 유효 성분에 대

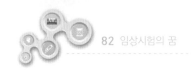

한 입증은 이미 되어있는 셈이므로 약을 뭔가 잘못 만들었거나 임상에서(그것이 통제할 수 있는 요인이었든 아니었든 간에) 뭔가 잘못되지 않고서는 결과가 실패할 확률이 낮다고 생각되기 때문이다. 그런데 약을 만들어오던 회사가 이미 있는 성분으로 약간만 개선하여 약을 만드니 당연히 성공할 일이라 생각하여 출시 일정을 못박고 제제 연구에서부터 임상시험까지 속도를 내는 양상 때문에 '충분히 잘' 만들지 못한 약이 임상시험에 투입되어 결과가 어정쩡하거나 실패하여 임상시험을 다시 하기도 하고, 처음부터 촉박하기 그지 없는 일정으로 임상시험을 준비하고 진행하다가 예기치 못한 상황을 맞이하기도 한다.

신약을 개발할 때에도 분위기는 크게 다르지 않다. 요즘에는 개발 중인 물질의 임상시험 단계로의 진입과, 임상시험 상(phase) 별 성공 여부가 건건이 기사화되고 회사의 주가에도 영향을 미치기 때문에 신약 임상시험의 빠른 성공을 더 목마르게 기다린다.

임상시험을 수행하면서 항상 느끼는 점은 문제점을 조기에 인지하고 대비할수록 힘을 많이 들이지 않고 효율적으로 해결할 수 있지만 반대로 다소 문제의 여지가 있음을 알고도 당장 처리하지 않아도 된다고 여겨 얼마간 두거나 뒤늦게 발견하여 조치를 취하는 시기가 늦으면 늦을수록 더더욱 문제를 바람직하게 해결하기 어려워지고 소모되는 시간과 노력도 증가한다는 점이다. 그래서 준비 단계에서 여러 상황을 고려하여 철저한 계획을 세워야 한다. 그런데 보통은 안타깝게도 목표 일정이 빠듯하게 설정되어 무조건 시험을 빨리 시작하는 데에만 신경을 쓰게 되고, 이렇게 되면 임상시험 개시 날짜는 며칠 앞당겨지겠지만 임상시험이 진행되는 내내 곳곳에서 발생되는 이슈 처리로 인해 골치가 아파진다.

중요한 결정사항이 신중히 고려되어야 할 준비 단계에서 일정 단축에의 압박을 심하게 받는 이유는 임상시험 개시 이전의 단계를 통제하기는(식약처의 IND 심의 결과를 기다리는 과정을 제외하고는) 비교적 쉬운 데 비해 대상자 모집이 시작된 이후의 일정을 원하는 대로 통제하기는 어렵기 때문이다.

대상자 모집은 마음대로 이루어지지 않는다. 임상시험의 준비 단계에서부터 대상자 등록률에 영향을 줄 수 있는 여러 요소들(주로 까다로운 선정·제외 기준과 대상 환자군에의 접근성, 연구자의 관심 정도 등)을 미리 파악하고, 각 시험 별 상황에 따라 대상자 모집을 촉진하기 위한 다양한 전략을 짜내고, 때로는 상황에 꼭 맞는 기발한 아이디어를 떠올려 매우 빠른 속도로 대상자를 모집한 사례들도 있다. 그러나 보통은 대상자 모집이 지연되어 개발 일정 전체가 지연되는 일이 비일비재하다.

이렇게 준비 기간을 단축해도 결국 다음 단계에서 일정이 지연될 가능성이 있음을 잘 알지만 대상자 모집 기간은 마음대로 줄이기가 어려우니 비교적 조정이 가능한 시기에 시간을 아끼기 위해 주로 시험디자인 준비 단계에서부터 IND 제출까지의 기간을 줄이고, 그로부터 임상시험 개시까지의 기간을 줄이는 데에 더 많은 신경을 쓴다.

그러나 모든 일이 그렇듯이 첫 단추를 잘 꿰어야 나머지 일도 방향성을 잃지 않고 흘러간다. 파레토의 20:80 법칙은 임상시험 업무에서도 유효하다. 첫 20% 기간을 잘 지나야 나머지 80% 기간이 편하다.

위 이야기는 업무의 질에 대한 이야기이기도 하지만 제약산업에서 '속도보다 방향'이라는 말의 핵심은 약물 개발의 여러 단계 중 다음 단계로의 진행 여부를 결정할 때 조기에 판단을 제대로 내려야 한다는 데 더 비중이 있다. 어쩌면 임상시험만큼 결과론적인 산업도 없다. 돈이 천문학적으로 들어갔다고, 시간이 몇 년씩 걸렸다고

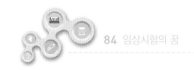
봐주지 않는다. 1상 성공, 2상 성공, 3상 실패면 실패다. 성공에의 불확실성이 클수록 빨리 가는 것보다 제대로 하는 것이 중요함은 자명하다. 사람은 누구나 기회비용과 매몰비용에 대한 아쉬움을 가진다. 여기에 표면적인 업적을 내야만 한다는 강박, 실질적인 업적보다 기대감만 한껏 드높여 선전하는 성과 부풀리기도 얽혀있다. 그래서 '이미 너무 멀리 왔다.'는 말을 한다. 달리는 호랑이 등에 올라탄 것 같이 느껴질 때도 있다. 하지만 길이 아니라면 빨리 멈추는 게 더 큰 손해를 막는 최선의 방법이다.

임상시험 종사자로서 이쯤에서 한 가지 더하고 싶은 말은, '임상시험을 제대로 한 것'과 '임상시험 결과의 성공'은 별개라는 점이다. 임상시험에 직접적으로 참여하지는 않지만 여러 면에서 영향을 미칠 수 있는 다양한 이해관계자(steak-holder)들은 대부분 어떠한 개발 대상 약물이 있을 때 임상시험을 일단 빠르게 진행시켜 끝을 보는 것이 중요하고, 그에서 얻어진 결과로 인해 임상시험의 성패가 가늠된다는 개념을 가지고 있다. 임상시험이 실패했다고 실무진의 인사 고과에 영향을 주는 회사들도 있다. 그러나 임상시험은 그 수행에 있어 많은 전략이 개입될 수는 있어도 결국 가치 중립적인 하나의 과정일 뿐이다.

예를 들어 시험약의 효능이 위약보다 우월함을 입증하기 위한 임상시험에서 '우월하지 않다'는 결과를 얻었을 때 사람들은 '임상시험이 실패했다.'라고 말한다. 수능시험을 치른 결과 필요한 만큼 점수가 나오지 않아 원하는 대학에 들어가지 못한 상황에서 '수능시험이 실패했다.'라고 말하지는 않는다. 위약보다 효과가 없는 약은 없다고, 있는 약은 있다고 결과가 나와야 맞다. 효과가 없는데 있다고 잘못된 결과가 나오는 것은 비윤리적인 영향을 미치고, 반대로 실제로는 효과가 있는데 그렇지 않다는 결과가 도출되는 것은 비효율적이고 안타까운 일이다. 임상시험 수행 중에 규정을 아주 벗어나거나 품질관리 측면에서 신뢰성이 현격히 떨어지는 낮은 품질의 데이터를 양산한 게 아니라면, 사전에 설정된 임상시험계획대로 수행되고 마무리된 임상시험은 그 결과와는 관계 없이 실패한 것이 아니다.

임상시험은 중립적이고 객관적인 검증의 과정으로서, 시험 디자인이 과학적으로 설계되고 임상시험계획서가 잘 준수된다는 가정 하에 어떻게 보면 임상시험의 결과는 첫 시험대상자를 모집하기도 전에 이미 결정되어 있다고 볼 수도 있다. 수능시험 수학 과목에서 100점을 맞은 학생이 시험장에 들어서기 전부터 이미 그런 수학 실력을 갖추고 있었던 것과 같다.

콩을 심으면 콩을 거두고, 팥을 심으면 팥을 거둔다. 농부에게 팥씨를 주어 키우게 하고 몇 달 뒤 콩이 안 났다며 농사에 실패했다고 말할 수는 없다. 반면 콩을 주어 콩을 거두었을 때에도 어차피 콩이기 때문에 콩이 난 것 아니냐며 그간 수고한 농부의 공이 없다고 말할 수는 없는 일이다.

똑같은 시험대상자 수에 같은 적응증을 대상으로 같은 기간 동안 수행된 임상시험 A와 B가 있는데 A 시험은 시작 전 면밀히 수립된 계획과 적시에 이루어진 품질관리 활동, 시험기관 연구진들의 우수한 시험 진행 및 문서화 능력과 의뢰사의 적극적인 이슈 관리로 올바로 수행되고 적절히 문서화된 품질 높은 시험이었고, B 시험은 시험대상자가 약을 복용한 일정과 그에 따른 유효성 평가변수 측정만 적시에 이루어졌고 그 외 과정과 문서 작업은 구색만 맞추었을 뿐 매우 불성실하고 허점이 많고 실수 투성이였지만 나중에 문제가 될 만한 부분들을 그럭저럭 수정하고 감추어 규정상 불이익을 받을 수준을 간신히 면한 상태로 끝났다고 가정해보자. 그런데 B 시험에서는 원하는 결과가 나왔고 A 시험은 그렇지 못했다면, 의뢰사들은 어떤 임상시험이 자기 회사의 것이었기를 원할까. 임상시험은 아무리 적절하게 수행되었어도 결과론적으로 실패할 수 있다는 사실을 항상 염두에 두어야 한다.

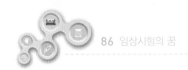

02 임상시험 인프라의 분산

2015년 8월 보건복지부 '임상시험 글로벌 경쟁력 강화 방안' 자료에 따르면 2014년 기준 '임상시험 총 규모 도시 순위'에서 서울이 1위를 차지하였으나 세계 30위권 내에 다른 한국 도시는 전무하며, 식약처 IND 승인을 얻은 임상시험 건수의 약 70%가 서울(53%) 및 수도권(16%)에 집중되어 있었다. 3위를 차지한 부산(6%)과도 격차가 크다. 특히 서울에 위치한 상위 5개 대형 병원의 임상시험 점유율이 전체의 34%(2014년 기준)를 차지하는 등 특정 병원에의 임상시험 집중 현상이 두드러졌다. 1위를 차지한 서울대학교병원은 한 해에 무려 240건의 임상시험을 수행하였고 그 뒤를 이어 삼성서울병원이 214건, 서울아산병원이 194건으로 각각 2위와 3위에 올랐다. 임상시험 과제가 수년 간 꾸준히 발생되어 왔지만 지역별로 임상시험이 편중되면서 그 중에서도 경험이 많은 일부 시험기관에 다수의 임상시험이 집중되는 현상이 심화되고 있다.

임상시험 시작 전 시험기관과 시험책임자를 선정하기 위해 임상시험 경력을 조사하다 보면 이미 과거에 종료된 임상시험은 수 십여 개, 현재 동시에 진행하고 있는 임상시험의 수는 5개 이상 많게는 20개 이상이라고 답하는 연구자가 드물지 않으며, 환자 모집이나 인력의 운용상 경쟁할 수 밖에 없는 연구를 진행하고 있는 경우도 종종 있다. 해야 하는 일이 많을수록 관심과 에너지가 분산되기 때문에 우리 임상시험에 충분한 시간을 할애할 수 있는 연구진을 찾아야 하겠지만 회사가 검증된 경력자를 채용하고 싶어하듯 임상시험 프로젝트에서도 비슷한 업무에의 경험이 많은 연구진과 함께해야 일을 수월히 진행할 수 있겠다는 생각과 기타 다른 요인 등으로 의해 이미 바쁜 연구자에게 더욱 더 의뢰를 하려고 한다.

이렇게 되면 두 개 이상의 임상시험이 서로 보이지 않는 경쟁 관계에 놓이게 된다. 대상자 모집이 시작된 이후로 등록에 걸리는 시간을 줄이기 위해서 많은 아이디어들을 짜내는데 시험마다의 각 상황에 맞는 묘수를 떠올려 어려움을 돌파하는 경우도 있지만 임상시험끼리 경쟁하는 상황에서는 적극적인 홍보와 함께 연구자나 시험 대상자에게 이익(benefit)을 더 많이 제공하려는 형태로 이어질 수 있다.

그 중 쉬운 방법은 연구자에게 제공하는 연구비를 증액하고 환자 등록률이 높으면 인센티브를 지급하거나 대상자 사례비를 비교적 높게 책정하고 더 많은 광고를 하는 등 금전적인 부분으로 해결하는 것인데 이는 전체적이고 장기적인 관점에서 좋지 못한 영향을 유발할 수 있다. 첫째로, 상대적으로 이익을 적게 제공하는 임상시험의 진행이 저조해질 수 있다. 둘째로, 연구자가 시간과 일정과 가용 인력을 고려했을 때 무리임에도 불구하고 계속해서 임상시험 의뢰를 받아들이고, 드물게는 환자의 종합적인 상황을 고려했을 때 치료를 위한 몇 가지 선택지 중 임상시험의 순위가 다른 치료 방법보다 높지 않음에도 불구하고 임상시험 참여를 권하게 될 가능성이 있다. 셋째로, 환자들에게 사례비가 임상시험 참여에의 유인책이 되어 여러 가지 부작용을 유발한다. 넷째로는 임상시험의 전체 비용이 증가하여 의뢰사의 부담이 가중되고, 만일 임상시험 결과가 실패라면 큰 손해를 감당하게 되어 다음의 연구 투자에 부정적 영향을 미칠 수 있다.

연구에 소요되는 물적, 인적 자원을 근거로 합리적인 연구비를 산정하고 각개 임상시험의 객관적인 위험-이익 평가(risk-benefit assessment)를 기반으로 적절한 사례비가 제공되어야 한다. 금전적 이익을 연구 진행의 경쟁력으로 삼는 것은 단기적으로 속도를 높이는 데 도움이 될 수 있으나 장기적으로 과학적이고 윤리적인 연구 환

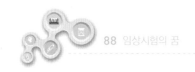
경을 저하시키는 결과를 초래할 수 있다. 사례비와는 조금 다른 예이지만 처음부터 임상시험 보험의 보상금을 노리고 참여한 것으로 강하게 의심되거나 발생된 이상반응이 완치된 후에도 평생 병원을 무료로 이용하게 해달라는 등 무리한 보상을 요구하는 사람도 있다. 시험대상자의 안전과 복지를 보호하고 필요 시 적절한 보상을 위해 충분한 노력을 기울이는 한편 대중에게 임상시험을 이용하여 쉽게 돈을 벌 수 있다는 잘못된 인상을 주지 않도록 경계해야 한다.

우리나라의 임상시험 환경은 특정 지역과 병원에 집중되는 경향이 커서 치료를 위해 환자가 기꺼이 먼 거리를 이동하려는 심각한 질환이 아니라면 임상시험에의 높은 접근성을 가진 환자들의 분포도 지역에 제한을 받는다. 한정적인 수의 선호되는 연구진과 함께 많은 임상시험을 소화하려는 상황이 임상시험끼리의 경쟁과 그에 따른 부작용을 부르는 원인이 되고 있다. 근본적으로는 임상시험 인프라의 분산이 필요하다. 임상시험끼리 경쟁하고 연구자는 너무 많은 연구에 관여되어 직접 면밀히 신경 쓸 시간이 모자라는 상황에서 벗어나려면 규정에 따라 임상시험을 충분히 성실히 수행할 수 있는 연구자가 전국 각지에 더욱 많아져야 한다.

이와 관련하여 로컬 병원의 임상시험 참여도 하나의 대안이 될 수 있다. 2016.08.25일자 의학신문기사('일반 의료기관의 임상시험 참여'가능)에 따르면 식품의약품안전처 신약-임상평가 소분과위원회의 '임상시험의 특성상 임상시험 실시기관이 아닌 의료기관의 임상시험 참여 필요성에 대한 자문' 회의 결과 '임상시험책임자의 자격을 고려하여 일반 의료기관의 임상시험 참여의 타당성을 판단하는 것이 바람직하며, 임상시험담당자의 자질이 충분하고 일반 의료기관의 시설이 갖추어져 있으면 유연한 적용이 가능하다'는 입장을 보였다고 한다. 여기서 위원장은 "임상시험 실시기관의 장에게 관리·감독 책임이 있고, 의뢰자 모니터링 수준의 관리·감독 계획 및 일반의료기관과 임상시험 실시기관의 임상시험대상자 수 및 비율 설정에 따른 제한이 있다면 일반 의료기관의 동 임상시험 참여가 가능하다"라고 하였다.

따라서 앞으로는 적응증 별 특성에 따라 대학병원이 아닌 일반의원에서도 임상시험 참여가 가능해질 것으로 예상된다. 그 형태는 초기에는 주로 환자 모집을 원활하게 하기 위해서 임상시험의 대상 질환에 맞는 환자군을 많이 보유한 일반병원을 가까운 대학병원과 함께 임상시험에 참여하도록 하는 형태가 될 것으로 보인다. 콜센터를 통해 연계되는 자원자들보다 기존 병력이 상세하게 확인되는 등 환자에 대한 정보를 더 정확하게 파악할 수 있어 임상시험에 적합한 환자군을 모집하는 데 유리할 것이다. 시간이 더 지나고 규제가 뒷받침된다면 IRB 심사를 제외한 대부분의 임상시험 관련 업무를 직접 수행할 수 있는 일반병원들이 생길 것으로 예상된다.

현재 임상시험 인프라가 특정 지역과 병원들에 집중되어 있는 이유는 대형 병원으로의 환자 집중 현상이 우리나라 임상시험 산업의 성장에 도움이 되었다는 사실과 관련이 깊다. 그러므로 이러한 상태가 해소되지 않는 이상 임상시험 집중화 현상도 지속될 것이라는 예측이 일리가 있다. 그러나 장기적으로는 임상시험 인프라가 분산되어야 임상시험 산업의 지속적인 발전에 긍정적인 면이 많을 것으로 생각된다. 역량 있는 시험기관과 적절한 임상시험 수행 능력을 갖춘 연구진의 수가 앞으로 더 증가되기를 바란다.

03 합리적인 비즈니스 관계

연구자마다 임상시험에 대해 보이는 관심과 적극성의 정도는 매우 다양하다. 임상시험 수행과 관련하여 적극적으로 아이디어를 내고 진지하게 임하는 연구자가 있고 다른 사람들에 의해 시험은 그럭저럭 진행되고 있지만 연구에 관심이 별로 없고 소극적인 연구자도 있다. 의뢰사와 커뮤니케이션이 원활하게 이루어지는 연구자도 있는 반면 개시 모임에 참석한 후 해당 시험이 끝나도록 한 번도 만날 시간을 내주지 않는 연구자도 있다. 한 임상시험 내에서 다른 기관들보다 훨씬 빠른 속도로 대상자를 모집하며 연구를 활발히 진행하는 연구자가 있고 반대로 대상자를 단 한 명도 등록하지 못하는 연구자도 있다. 의학적인 지식 이외에 임상시험 기본 문서의 구비와 IRB 보고 등 임상시험 업무 전반에 대한 이해도가 높은 연구진들도 있고 그렇지 않은 경우도 많다.

의뢰사는 임상시험을 위해 연구에의 관심과 의지와 실력이 있는 연구진을 선정하고 싶어 한다. 그러려면 후보 시험기관과 시험책임자에 대한 적합성 평가가 철저하게 이루어져야 하므로 임상시험 준비 단계에서 각 기관과 연구자에 대해 연구 실행 가능성(feasibility)을 평가한다. 이전에 수행한 임상시험을 통해 좋은 평가를 얻은 기관과 그렇지 못한 기관을 살피고, 기관과 연구진의 특성으로 인해 연구 진행에 지속적인 어려움을 유발했던 곳들에 대해서도 알고자 한다. 임상시험이 완료된 후에는 시험기관과 시험책임자가 임상시험 수행 과정에서 보여준 협조도, 등록한 시험대상자 수, 발생된 이슈의 빈도와 원인 등 연구 수행 능력을 평가하여 나중에 다른 임상시험의 연구진을 구성하는 데 참고하고자 한다.

그런데 가끔은 객관적인 평가와 피드백을 반영하기가 어려울 때도 있다. 이전 시험에서 극도로 낮은 협조도와 문제되는 행동을 보인 연구자가 같은 의뢰사의 임상시험 연구진으로 다시 선정되는 이유는 객관적인 평가 항목 외 다른 요인에 의한 영향을 받을 수 있기 때문으로 적절한 시험기관 및 연구자 선정의 중요성을 이론적으로 강조하는 것만으로는 이를 해결하기 어렵다.

시험기관과 시험책임자 선정 시 앞으로 연구가 잘 진행될 수 있을지 염려되는 경우들이 더러 있을 수 있다. 예를 들어 이전의 비슷한 임상시험에서 등록시킨 시험대상자 수가 '0'인 기관, 연구 관련 인프라가 미흡하다고 알려진 기관, 이전에 수행하였던 임상시험 진행 시 연락을 잘 받지 않고 좀처럼 회신을 주지 않으며 불가피한 원인 없이 합의된 목표 일정을 상당히 지연시킨 연구자와는 다시 임상시험을 하게 되어도 여러 모로 어려울 것이란 생각이 든다. 최소한의 비즈니스 매너를 지키지 않으며 부적절한 언행으로 소문난 연구자도 있고 다른 연구자에게 부탁을 받아서 억지로 참여하게 되었을 뿐 연구를 하고 싶은 마음이 별로 없고 시험대상자를 모집하는 데 관심이 없음을 노골적으로 드러내는 등 시험 시작 전부터 난관이 예상되는 경우도 있다.

2013년 중반 어느 시험책임자로부터 시험담당자로 일할 예정이라는 20대 중반 수련의의 이름과 연락처를 받아 연락을 취하였더니 본인은 임상시험 수행 경험이 전혀 없고, 임상시험을 해보고자 하는 생각도 없다며 연락을 피하려고 하였다. 심지어 시험담당자로 참여하라는 언급조차 그 교수님께 들은 적이 없고, GCP 교육이 무엇을 말하는지도 모르겠으며 앞으로의 일정상 임상시험이 주로 수행된다는 병원 내 장소에 갈 일도 시간도 없다고 하였다. 혹시 다른 사람의 연락처를 잘못 받은 게 아닌가 하는 생각이 들었지만 아니었다. 이 시험담당자에게서는 그 이후로도 문서에 서명한 번 받기가 힘들었다.

다른 일례로 2015년 모 시험기관의 개시 모임에서 한 시험책임자는 "이 의약품 하나를 개발하는 데 돈이 수백억씩 들 텐데 그 중 한 1억 정도만 우리 연구진에게 혜택을 주는 데 사용하면 임상시험이 얼마나 빨리 잘 굴러가겠는가? 다른 데서는 노트북도 하나씩 해 주고 해외여행에 골프도 보내줬었다."라며 노골적으로 금품을 요구하여 매우 곤혹스러웠다. 우리나라에서 임상시험 의뢰자가 시험기관 연구진에게 해외여행을 보내주었다는 말은 들어본 적이 없었다. 아마 리베이트가 횡행하던 시절 어느 제약사로부터 받았던 대접을 떠올렸던 것이 아닐까 짐작되었다. 이제는 김영란법이 시행되어 영업사원들에게도 임상시험담당자들에게도 이런 일이 생기지 않을 것 같아 다행스럽다. 개시 모임 때까지 임상시험 수행에 그다지 어려움이 없을 것으로 예상되었는데 실제로 일을 해 보니 목표를 달성하지 못하게 될 수는 있어도, 초반부터 협조를 구하기가 어렵고 커뮤니케이션이 잘 이루어지지 않는데 임상시험이 문제 없이 원활히 진행되기를 기대하기는 힘들다.

반면 임상시험 준비 단계에서부터 시험계획서를 꼼꼼히 들여다보고 도움이 될 만한 의견을 제시하며 임상시험 수행과 관련하여 궁금한 점을 적극적으로 문의하면서 시험 내내 연구에 열의를 보이는 좋은 연구진도 있다. 이제까지 참여한 임상시험의 개수와 연구 수행 능력이 꼭 비례하지는 않는 것 같다. 경력자로 태어나는 사람이 없듯이 처음부터 경험이 많은 기관도 없다. 경험이 적더라도 연구에 관심과 열정을 가지고 시간을 들이는 연구진은 학습과 의뢰자의 면밀한 가이드를 통해 얼마든지 연구를 잘 수행해나갈 수 있다. 익숙하지 않아서 놓치거나 미흡한 부분이 있어도 활발히 커뮤니케이션하고 발생된 이슈를 적절히 해결하겠다는 의지로 문제를 풀어나갈 수 있다.

의뢰자의 입장에서는 당연히 임상시험을 열심히 수행할 연구진을 원하고 비협조적인 연구진을 가급적 피하고 싶지만 뜻대로 되지 않을 때도 있다. 시험기관 선정 과정에 접촉한 연구진이 먼저 참여 거부 의사를 밝히지 않는 한 앞으로 예상되는 문제점이 있더라도 일방적으로 선정 탈락 통보를 하기에 다소 부담스러운 면도 있다. 개시 후 오랫동안 시험대상자 모집이 전혀 이루어지지 않아도 중도에 시험기관을 닫겠다는 결정을 내리지 못하기도 한다. 설령 시험대상자를 단 한 명도 모집하지 못하더라도 시험기관 한 곳을 열기 위해서는 많은 비용과 시간이 소요된다.

임상시험 프로젝트만을 위해 합리적으로 사고한다면 비효율적인 모습이라고 생각된다. 임상시험 업무는 무엇보다도 인적 환경에 많은 영향을 받는다고 생각된다. 임상시험의 수행 방식이 앞으로 다양하게 변모할 것으로 예측되지만 현재는 여전히 접근성이 높은 위치라든가 좋은 시설과 기기, 시스템과 같은 외적인 요소보다도 사람이 자산인 산업이다. 임상시험이 원활히 수행되기 위해서 임상시험 종사자 간 협업이 무엇보다 중요한 만큼 프로페셔널하게 역할을 다하며 모두 즐겁게 일할 수 있는 환경이 조성되었으면 한다. 이것은 규정상의 업무의 주체가 능동적으로 업무를 수행할 수 있는 역량을 증가시키는 것과 관계되고 임상시험의 품질을 적절히 유지하는 것과도 관련이 깊다. 여기서 굳이 많은 지면을 할애하지 않더라도 변화의 필요성이 이미 인지되어 왔으며 앞으로도 점차 더 긍정적으로 바뀌어 나가기를 기대한다.

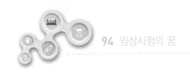
04 임상시험 종사자 교육

현업에 있는 사람이라면 정부에서 제약·바이오 산업을 육성하기로 마음 먹고 활발히 지원하고 있으며 임상시험 산업을 국가의 경쟁력 있는 산업으로 정착시키기 위해 여러 관심을 기울이고 있다는 사실이 체감될 것이다. 임상시험 분야에 대한 높아진 관심은 물리적인 시설의 증가로도 나타나지만 정부 주도로 이루어지는 변화는 주로 규정의 체계화와 준수, 종사 인력의 전문성을 강조하는 방향으로 나아가고 있다.

일례로 2013년 '새정부 미래창조 실현을 위한 제약산업 육성·지원 5개년 종합 계획(2013-2017)의 일환으로 임상시험 활성화와 전문인력의 수행 능력을 보증하기 위해 '임상시험 전문 인력 인증제'가 도입되었고, 2016년에는 '임상시험 종사자 교육'이 의무화되었다.

'임상시험 종사자 교육'의 직군별 이수 기준을 보면 해당 분야 실시 경험이 없는 종사자(신규)의 경우 시험책임자 8시간, IRB 심사위원 8시간(의사) 또는 12시간(의사 외), 관리약사 8시간을 연간 이수하도록 규정하고 있고, 해당 분야 실시 경험이 있는 종사자는 연 6시간 이상(심화과정) 또는 4시간 이상(보수과정)의 교육시간을 이수하도록 하였다. 그리고 임상시험모니터요원(CRA)과 임상시험 코디네이터(CRC), 시험기관 품질보증 담당자 세 직군은 신규 40시간 이상, 심화과정 연 24시간 이상(2년간), 보수과정 연 8시간 이상의 교육을 이수하여야 한다. 이를 어길 시에는 해당 기관장에게 100만원의 과태료가 부과된다.

약사법 제34조의 4_임상시험 등 종사자에 대한 교육(시행:2015.12.29)

교육과정		해당 분야 실시 경험이 없는 종사자	해당 분야 실시 경험이 있는 종사자	
		신규자 교육과정 (우선교육시간[2])	심화 교육과정	보수 교육과정
가. 임상시험 등 시험책임자, 시험자(의사 등[1])		8시간 이상 (4시간 이상)	6시간 이상	4시간 이상
나. 심사위원회 위원	의사 등[1]	8시간 이상 (4시간 이상)	6시간 이상	4시간 이상
	그 밖의 위원	12시간 이상 (8시간 이상)	6시간 이상	4시간 이상
다. 관리약사		8시간 이상 (4시간 이상)	6시간 이상	4시간 이상
라. 임상시험 등 모니터요원		40시간 이상 (40시간 이상)	연간 24시간 이상 (2년 전)	8시간 이상
마. 임상시험 등 코디네이터				
바. 임상시험 등 실시기관 신뢰성 보증 담당자				

1) 의료법에 따른 의사, 치과의사, 한의사를 말하며 시험책임자, 시험자 교육과정 또는 심사위원회 교육과정 중 어느 하나를 이수한 경우에는 필요한 교육을 이수한 것으로 본다.
2) 임상시험 등 업무 경력이 없는 사람이 그 업무를 시작하기 전에 받아야 하는 교육시간을 말한다.

'임상시험 종사자 교육 의무화'는 임상시험 종사자들의 전문성을 상향 평준화하려는 좋은 취지에서 도입된 제도이다. 아마도 그 동안 임상시험 품질관리 과정에서 드러난 문제점들에 대한 해결 방안으로 교육이 재차 강조되어 왔던 것이 제도의 정립에 영향을 주었을 것이다.

임상시험 종사자에의 교육을 강화하려는 취지는 좋지만 업계에 미칠 영향을 충분히 고려하지 않고 시행되어 많은 사람들이 관련된 제도임에도 충분한 준비 과정 없이 성급히 도입되었다는 인상을 주고 있으며 그 효용성에도 의문이 제기되고 있다.

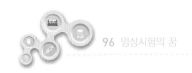

실제로 위 제도는 2016년 1월 1일부터 적용되었는데 첫 교육기관이 그로부터 3개월 후인 2016년 4월 1일에야 지정되었으며, 2016년 8월 말까지 총 19개 기관이 지정되었다(시험자 7개, CRC 8개, CRA 11개, 관리약사 6개, 심사위원회 위원 7개, 실시기관 품질보증 담당자 3개 기관). 교육 기관조차 확정되지 않은 상태로 시행부터 먼저 하는 다소 미비하고 성급한 모습이었다. 이미 각 시험기관별로 자체적으로 운영하고 있던 임상시험 관련 교육들이 많이 있었는데 굳이 이수시간이 인정되는 교육과 교육기관을 정부가 나서서 시시콜콜하게 정하여 법적으로 개입해야 하는지도 의문을 일으킨다는 반응을 얻었다.

기초적인 KGCP 교육 이외에는 각 임상시험의 특성에 따라 연구자가 숙지해야 하는 지식과 필요한 정보가 다양한데 의무교육으로 지정된 교육은 가급적 포괄적이고 보편적인 내용으로 준비되어야 하므로 임상시험 업계에 오랫동안 종사한 사람일수록 공통의 교육을 이수함으로써 얻는 효용이 적다는 주장도 있다. 이수 기준을 경력에 따라 신규자/심화/보수로 나누어 놓고서도 같은 교육을 신규자가 들으면 신규자 과정으로 인정되고, 경력자가 들으면 심화과정으로 인정되는 방식으로 운영되는 등 경력에 따른 다양한 수준의 교육이 부족하다는 점도 지적되었다.

내용적인 면 외에도 여러 불만을 부르는 면이 있다. 2016년 8월 말까지 지정 받은 19개 기관 중 1개 기관(충남대학교병원, CRC 교육)을 제외한 18개 기관이 서울에 위치해 있다. 19개 기관 중 6개 기관은 자체 소속 종사자(CRA) 대상 교육만 가능하다. 지방에 거주하는 종사자들은 교육을 듣기 위해 일부러 먼 거리를 이동해야 한다. 아침부터 진행되는 교육을 받기 위해 새벽에 기차를 타야 하기도 하고, 이틀 이상 진행되는 교육을 받으려면 숙소를 잡거나 양일간 서울과 지방을 오고 가야 하는 셈이다.

너무 비싸다고 지적되는 수강료도 문제다. 교육 예산이 비교적 충분히 편성되어 있는 제약 회사나 CRO에서는 보유 인력의 자격 요건을 유지하기 위해 교육비를 지원하고 있고, 체계적인 임상시험 인프라를 갖추고 직접 교육기관으로 지정 받은 시험기관에 근무하는 종사자들도 비교적 쉽게 교육을 받을 수 있다. 그러나 그렇지 않은 병원들이 훨씬 더 많고 단기 계약직이거나 시험책임자 개인에게 고용된 인원, 특히 신입으로 임상시험 종사자 업무를 시작하려 하는데 일하고자 하는 곳에서 충분한 교육비를 지원해주지 못할 환경인 경우 수강료를 자비로 부담해야 하는지 고민을 하게 된다.

'임상시험 등 교육 실시기관'으로 지정된 한 기관에서 2016년에 실제로 실시한 교육들의 교육비를 살펴 보면 임상시험 모니터요원 교육 4시간/10만원(정회원 5만원), 다른 임상시험 모니터요원 교육은 12시간/60만원(정회원 30만원), 실시기관 품질보증담당자 교육 16시간/80만원(정회원 40만원) 등으로 책정되었다. 또 다른 한 기관에서는 시험책임자 교육 8시간/20만원(정회원 10만원), 임상시험 코디네이터 신규과정 40시간/25만원(정회원 동일) 및 심화과정 24시간/45만원(정회원 30만원) 등으로 책정되어 있다.

교육기관에 따라 정회원 할인을 받으면 비교적 저렴한 편이지만 그렇지 않으면 그의 1.5배에서 2배의 비용을 내야 한다. 대표적인 교육실시기관인 한국임상개발연구회의 경우 정회원에게 교육비를 할인해주지만 기업회원 소속인 사람만 정회원으로 등록될 수 있으며 기업회원이 되려면 연 50만원(2016년 기준)의 회비를 납부해야 한다.

지방 근무자들은 여기에 교통비 부담까지 더해진다. 그래서 교육의 질이 높고 비용도 비교적 저렴한 편으로 알려진 교육에는 사람이 몰려 마치 대학생들이 학기 초

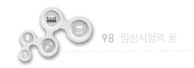
에 인기 강좌 수강 신청을 하듯 빠르게 마감되는 모습을 보이기도 한다.

교육 이수 여부가 임상시험 종사자 채용 시 고려 사항이 될 수도 있다. 특히 연구자에게 개인적으로 고용되어 일하는 CRC의 경우 임상시험 종사자 의무교육을 이미 이수했는지 여부가 신규채용과 고용유지에 영향을 줄 가능성이 더 크다. 교육비도 교육비이지만 40시간은 근무 시간을 기준으로 꼬박 한 주간 교육만 받아야 하는 시간이다.

임상시험 교육 이수가 의무화되기 전에도 현재 교육기관으로 지정 받은 곳들을 포함하여 여러 기관이 임상시험 관련 교육을 자체적으로 활발히 진행해 왔고, 해당 기관에 고용된 연구진을 대상으로 교육을 진행하는 사례가 많이 있어 왔다. 가장 중요시되는 KGCP 교육은 온라인을 통해 들을 수 있는 무료 교육[27]도 여러 곳에서 제공되고 있고, 인터넷으로 GCP교육 이수증도 발급받을 수 있다. 그런데 지정된 교육기관에서 받은 오프라인 교육만을 임상시험 종사자 교육 시간으로 인정하고 있어 기존에 임상시험 교육을 실시해 왔던 기관들의 자체 교육과 온라인 교육으로는 교육 시간을 채울 수 없어 불편이 가중되고 있다.

관련하여 식약처의 담당자는 교육기관 선정이 추가적으로 이루어질 것이고 지방에서의 교육도 계획되고 있으므로 점차 교육 장소에의 접근성으로 인한 문제가 해소될 것이라고 하였다. 그러면서도 교육기관의 수강료는 기관별로 책정되는 부분이라 관여할 사항이 아니라고 답변하였다. 정책 시행에 의해 필연적으로 발생하게 된 비용에 대해 나 몰라라 하는 입장을 보인 것이다.

---

27. 참고로 질병관리본부 교육시스템(https://edu.cdc.go.kr)에서는 체계적으로 구성된 연구 윤리 교육 온라인 강의들을 제공하고 있으며, KGCP 교육 온라인 이수를 위해 여기에서 '임상연구개론 : 국내임상시험관리규정 KGCP 포함' 무료 강좌를 이용할 수 있다.

즉, 교육기관이 충분한 숫자로 늘어날 때까지는 종사자들이 불편을 감수해야 하고 관련 비용은 고용 기관이나 종사자 자신이 지불해야 한다는 것으로 정책의 운영과 그로 인한 비용 부담을 그 대상자들과 소속 기관에 전가한 것이다. 법적 제도만 강화시키기보다는 연구를 할 수 있는 환경을 만들어 주기 위해 필요한 지원이 무엇인지 고민이 필요하다.

이쯤에서 거론되어야 하는 중요한 문제는 CRC 직군의 처우 개선이다. 시험기관에서 임상시험을 수행하는 데 가장 많은 역할을 하는 사람들은 CRC라고 할 수 있다. 신규 시험자의 우선 교육시간은 4시간인데 비하여 CRC는 업무 시작 전 40시간을 이수해야 한다. 심화 교육과정 역시 시험자는 6시간, CRC는 24시간이다. 임상시험 수행에 있어 CRC의 역할 비중이 매우 높다는 증거라고 보여진다. 서면 동의 취득과 의학적인 판단을 요하는 일은 시험자가 주로 담당하지만 임상시험 기본 문서를 구비하는 일에서부터 환자가 임상시험의 과정을 잘 수행할 수 있도록 면밀히 돕고 의뢰사와 소통하며 임상시험이 전반적으로 수월하게 흘러가도록 하는 데 있어 CRC의 역할이 필수적이다. 그러나 CRC에 대한 처우는 다른 직군에 비해 매우 열악한 편인 것으로 알려져 있다.

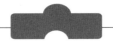

▽▽▽▽병원 ♣♣♣♣과 CRC 모집

1. 모집인원 : 1명
2. 지원자격 : 간호사 면허 소지자 / 임상 연구 경력자 우대
3. 근무시간 : 주5일 Full time (09:00 ~17:00)
4. 근무내용 : 임상 연구
5. 근무조건 :
   - 병원 내 코디네이터실에서 근무(책상, PC, 전화 있음)
   - 월차 1일, 휴가 연 5일
6. 급여 : 190만(세전)
   - 4대 보험 없음
   - 1년마다 10만 원씩 인상

○○대학교병원 ◇◇◇◇과에서 CRC 선생님을 모집합니다.
오래 근무하실 선생님들의 지원을 기다립니다.
1. 모집인원 : 1명
2. 지원자격 : 의료인 면허증 소지자(채혈 가능자)
3. 근무시간 : 월, 화, 수, 금 9:00~17:00 (주4일 근무)
4. 근무내용 : SIT, IIT 임상환자 관리 및 PMS 데이터 정리
5. 근무여건 : ◇◇◇◇과 소속, 개인 PC 제공
6. 급여조건 : 세후 월 120만원, 4대 보험 지원 안됨.

채용공고
1. 모집부문 : ◆◆대학교병원 ◎◎과 연구간호사
2. 담당연구 : 임상 연구
3. 지원자격 : 간호사 면허증 소지자
4. 우대조건 : CRC 경력자
5. 근무지 : ◆◆대학교병원 임상시험센터
6. 근무시간 : 9시~17시 (월~금, 주5일)
7. 급여 : 근무 시간에 따른 시급 적용, 시급 추후 협의

위 공고문들은 2016년에 실제로 게재된 CRC 모집공고이다. 많은 CRC 모집공고문들을 살펴 보면 대다수가 계약직이며 4대 보험이 지원되는 곳보다 지원되지 않는 곳이 더 많다. 전반적으로 보수도 다른 직군에 비해 낮은 편이다. 심지어 어떤 공고문은 직군을 모르고 봤다면 아르바이트 모집 공고인 줄로 착각했을 정도이다. 근무조건에 책상, PC, 전화기와 같이 기본 중의 기본인 것들을 왜 써놓았나 싶겠지만 놀랍게도 개인 책상이 없는 곳들도 있어서이다.

시험자 개인에게 고용된 경우 임상시험센터 소속일 때보다 근무 환경의 편차가 더 크다고 알려져 있다. 처음에 합의된 직무 범위 이외 다수의 추가 업무를 하게 되어도 임금 협상이 제대로 되지 않기도 하고 소속과 외 연구자의 업무까지 은근슬쩍 떠안게 되는 일도 있다고 한다. 경력에 따른 임금 상승률도 다른 직군에 비하여 낮다. 심지어 어떤 연구자는 임상시험 수행을 위해 CRC를 고용하지도 않고 같은 병원에서 함께 근무하던 외래간호사에게 일방적으로 임상시험 업무를 추가적으로 맡겨 불만을 사기도 하였다.

CRC 대부분은 간호사로서 의료인 면허를 소지하고 있다. 이미 전문적인 소양을 갖춘 사람들을 선호하는 직군인 것이다. 여기에 점점 더 직무 관련 전문성을 요구하고 규정상 제제는 늘어만 가는데 비해 근무 환경은 그것을 따라가지 못하고 있다. 여전히 낮은 처우에서 업무 품질만 높이라는, 한 마디로 적게 먹고 많이 뛰라는 놀부 심보다. 의료인 면허를 소지하고 신규로 업무 시작 전 40시간의 의무 교육을 받고 심화 및 보수 교육도 매년 이어가야 한다며 요구 사항은 늘어가는데 그에 맞게 처우를 개선하겠다는 움직임은 보이지 않고 있다.

근무 환경이 나아지면 임상시험 종사자로서의 직업의식과 자부심이 향상되고 더 오랫동안 일할 수 있으며 경험이 축적된 인력이 늘어 효율적으로 품질 높은 시험을 수행할 수 있다. 경력자들이 계속 유출되니 해가 거듭되어도 자꾸 새로운 사람을 찾아야 하고, 많은 업무량과 잦은 담당자 변경으로 인해 연구의 품질에 영향을 받을 수 있다. 그러다가 임상시험 수행 과정 중에 문제가 생기면 교육이 부족하여 실수를 했을 것이라는 판단을 하게 되고, 매년 의무적으로 교육을 시켜 이를 방지해야겠다는 대책이 나오는 것이다.

어떤 분야의 육성 정책을 내놓을 때는 관련 학과의 학생들이나 현 직군을 대상으로 하는 지원 정책이 함께 따르기 마련인데 임상시험 산업계에는 정부가 지대한 관심을 보이고 파이를 키우려 무던히 노력하면서도 정작 중요한 역할을 맡고 있는 CRC들의 처우에는 별로 관심이 없는 것 같다. 연구의 품질을 높이기 위해 임상시험 종사자의 역량을 강화해야 한다고 생각한다면 CRC들의 낮은 처우에 대한 개선책도 함께 고민해야 한다.

일차적으로는 CRC를 고용하는 각 기관과 연구자의 인식이 달라져야 한다. 당장 모두 변하기는 어렵겠지만 CRC가 전문성을 갖추기 위한 충분한 지원을 받고 안정적으로 일할 수 있는 환경이 마련될 수 있도록 통상적인 근무 조건이 현재보다 점차 상향 조정되어야 한다. 임상시험 진행에 있어 매우 중요한 역할을 하는 CRC들의 근로 환경이 개선되면 임상시험의 수월한 진행과 데이터 품질의 향상도 자연히 따라서 이루어질 것이다.

임상시험실시 지원 기관(SMO, Site Management Organization)[28]의 활용도 하나의 대안이 될 수 있다. SMO 서비스가 활성화된 미국, 유럽, 일본 등과 달리 국내에서

---

28. 임상시험 실시기관의 장과 계약에 따라 경험과 지식을 갖춘 임상시험 코디네이터를 임상시험 실시기관에 파견하여 시험책임자의 책임 하에 위임 받은 업무를 수행할 수 있도록 지원하는 기관.

는 CRO와 분리된 SMO가 2016년 5월에 최초로 설립되는 등 이제 막 도입되고 있는 단계이지만 앞으로 더 자리를 잡고 활성화되면서 필요한 곳에 전문 인력을 효율적으로 공급하는 역할에 더하여 CRC의 직무 전문성 제고와 안정적인 근무 환경을 형성하는 데에도 일조할 것으로 기대된다.

다시 임상시험 종사자 교육 의무화 제도로 화제를 돌리고자 한다. 교육 의무화의 취지를 정확히 살리면서 앞서 말한 미흡한 점들을 보완하는 가장 좋은 방법은 정부 또는 정부에서 인정하는 민간 주도로 임상시험 관련 직군별 온라인 교육 커리큘럼을 다양하게 구비해 놓고 이를 무료 혹은 합리적인 비용으로 제공하고 온라인 교육 이수시간도 오프라인 교육과 동일하게 임상시험 종사자 의무 교육시간으로 인정하는 것이다.

공인인증서 등 본인임이 인증되는 방법으로 교육기관 홈페이지에 접속하여 온라인 교육을 듣고, 교육을 마치면 역시 온라인 상으로 시험을 보고, 일정 점수 이상이 되면 수료증을 발급받을 수 있게 하면 된다.

한 가지 제안하고 싶은 아이디어는, 자고 일어나면 업데이트 되는 임상개발 관련 규정들을 주기적으로 모아 동영상 강좌로 만들어 매년 종사자 교육을 갱신할 때 변경된 부분들을 집약적으로 숙지할 수 있도록 도와주는 교육을 제공하는 것이다. 각 제약회사와 CRO에서도 업데이트되는 규정들을 놓치지 않고 적용하기 위해서 나름대로의 관리 방식을 구비하고 있겠지만 변경 내용이 다만 공지되는 것과 개인이 실질적으로 습득하는 것은 별개의 문제이다. 변경되거나 추가된 규정에 대한 업계 관련자들의 이해도를 높이는 데 크게 기여할 수 있는 방안이 될 것이다. 임상시험 업계에서 오랫동안 종사해 온 사람들도 최신 개정 정보를 모두 충분히 습득하는 것은

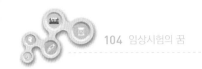

어려운 일이므로 임상시험 종사자 교육의 효용성에 대한 기대가 낮았던 경력이 오랜 연구진에게도 유용한 교육이 될 것이다. 규정을 개정하게 된 배경과 취지와 함께 변경 전 후의 내용을 쉽게 풀이하여 설명하는 동영상 강의를 제공하면 규정을 알아야 하는 사람들이 최신의 지식을 함양하는 데 효과적으로 도움을 줄 수 있다.

임상시험 교육 관련 온라인 컨텐츠의 생산이 활발해지면 임상시험 종사자뿐만 아니라 시험대상자와 임상시험을 접해보지 않은 대중들을 대상으로 하는 홍보 컨텐츠의 개발에도 활용될 수 있다. 임상시험 자원자에게 임상시험 참여 시의 준수 사항을 잘 이해하고 지킬 수 있도록 안내해주는 영상이나 임상시험에 대한 대중의 막연한 두려움을 해소하고 객관적인 시각을 가질 수 있도록 돕는 영상이 제작되면 매우 유용할 것이다.

05 임상시험에 대한 대중의 바른 이해 유도

우리나라에서 임상시험에 대한 대중들의 인식은 그리 긍정적이지 않다. 터무니없는 억측이 사실처럼 전해지고, 주요 미디어가 나서서 임상시험에 대한 부정적인 인식을 확산시키기도 한다. 심지어 일제가 인권을 짓밟고 잔혹한 생체실험을 자행하였던 마루타[29]를 시험대상자에 종종 빗대기도 한다.

시험대상자의 권리, 안전, 복지의 보호를 위해 많은 규정과 관리 감독 절차, 의뢰사의 보상책 등이 마련되어 있고, 시험기관의 연구진 또한 시험대상자의 안전을 위해 최선의 노력을 다해야 한다. 그럼에도 불구하고 '임상시험을 하다가 몸에 이상이 생기면 온전히 본인이 그 손해를 감당해야 한다. 그런 것을 감안하라고 단기간에 큰돈을 주고 사람을 끌어들이는 것이다.'라는 식의 유언비어가 인터넷을 떠돌고, 언론까지 나서서 우리나라가 다국적 제약사들의 임상시험 마루타 천국이라는 등의 자극적인 기사를 내기도 한다.

임상시험 참여로 인해 예기치 못한 부작용을 겪은 사람들이 분명히 존재하는 반면 어떤 대상자들은 임상시험에 참여하여 얻은 유익과 연구진에 대한 고마운 마음을 자발적으로 주변에 전하고 있다. 임상시험에 참여하는 대상자들에게는 여러 이익과 발생 가능한 위험성이 공존한다. 임상시험에 대한 억측과 막연한 두려움에서 벗어나 균형 잡힌 시각을 가질 수 있도록 여러 측면에서의 정보가 제공되어야 한다.

---

29. 2차 대전 당시 일제 세균부대 중 하나였던 '731부대'에서 희생된 인체실험 대상자를 일컫는 말로, 일본어로 통나무라는 뜻이다. 산 사람을 대상으로 한 인체실험으로 악명을 떨친 731부대에서는 1940년 이후 매년 600명의 마루타들이 생체 실험 대상이 되어 최소한 3천여 명의 중국, 러시아, 한국, 몽골인이 희생된 것으로 소련의 일제전범재판 결과 드러났다(박문각 시사상식사전).

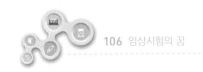

2016년 미국 메모리얼 슬로언 케터링 암센터(MSKCC, Memorial Sloan Kettering Cancer Center)에서 1500명 이상의 소비자와 600여 명의 의사를 대상으로 한 조사에 따르면 미국인의 40%만 임상시험에 긍정적인 생각을 가지고 있었으며, 임상시험에 참여하는 데 장애가 되는 여러 가지 우려사항을 다음과 같이 답했다.

- 부작용이나 안전성에 대한 우려 (55%)
- 보험과 본인 부담금에 대한 불확실성 (50%)
- 임상시험 수행 장소의 불편함 (48%)
- 위약을 받을 것에 대한 우려 (46%)
- 아직 검증되지 않은 치료제에 대한 회의 (35%)
- '기니피그(실험대상)'처럼 느껴질 것에 대한 걱정 (34%)

대중들이 임상시험에 대해 느낄 수 있는 전형적인 우려 사항이다. 이는 우리나라에서도 크게 다르지 않을 것으로 생각된다. 선입견과 편견은 객관적인 정보의 공유를 통해 상당히 해소될 수 있다. 임상시험에 대한 대중의 바른 이해를 이끌기 위해 임상시험 참여 시의 장점과 단점을 차근차근 생각해보고 임상시험에 대한 오해를 이해로 바꾸기 위해 어떤 정보가 더 알려져야 할지 논의가 필요한 시점이다.

아래는 임상시험에 대한 사전 지식이 전혀 없는 사람이 읽어도 이해할 수 있도록 아주 쉬운 말로 작성한 안내문 예시이다. 요즘에는 임상시험에 다양한 전략과 여러 가지 변형된 디자인이 적용되어 전형적인 상(Phase)별 특성을 뛰어넘는 시험들이 많이 등장하고 있지만 기본적인 이해를 돕기 위하여 매우 일반적이고 기초적인 수준으로 설명하였다.

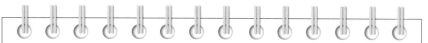

임상시험 참여, 할까 말까 망설여지시나요? 임상시험에 대한 궁금증을 문답을 통해 알아봅시다.

▶ 1상 임상시험, 2상 임상시험.. 대체 무슨 말인가요?

: 약을 개발하기 위해서는 여러 단계의 임상시험을 거쳐야 합니다. 동물 실험을 거쳐 1상 → 2상 → 3상 임상시험을 하여 안전하고 효과가 있다고 증명을 해내야 그 약을 사람들에게 판매해도 좋다고 정부로부터 허락을 받을 수 있습니다. 먼저 수십 명 정도의 사람들에게 시험용 약을 주어 사람에게 사용해도 안전한지를 살펴보고(1상), 그 다음에는 더 많은 사람에게 주어 원하는 효과가 나타나는지, 어느 정도의 양을 써야 가장 효과가 좋은지를 살펴봅니다(2상). 마지막으로 훨씬 더 많은 사람에게 주어 시험용 약이 안전하고 분명한 효과가 있다는 것을 증명하고, 이전부터 널리 사용되어 온 약과 효과를 비교하기도 합니다(3상). 이미 시장에서 판매되고 있는 약을 가지고 추가적인 효과가 있는지 알아보거나 오랫동안 사용했을 때의 영향을 알아보기 위해 임상시험을 하기도 합니다(4상).

▶ '생동성 시험'이 무엇인가요?

: 약을 처음으로 개발해낸 제약 회사는 그 약을 혼자서만 만들 수 있는 권리(특허권)를 가지고 있습니다. 이 권리는 일정 기간이 지난 후에 사라지고, 그 후부터는 다른 회사들도 똑 같은 유효 성분(약의 효과를 내는 성분)으로 복제약을 만들어 팔 수 있습니다. 그런데 약을 만드는 데에는 유효 성분 외에도 여러 다른 재료들이 필요해서 원래의 약(오리지널)과 완전히 똑같이 만들 수가 없습니다. 그래서 복제약이 원래의 약과 생물학적으로 동등하게 작용하는지를 사람을 대상으로 시험하여 증명해야 합니다. 이것이 생물학적 동등성시험, 즉 생동성 시험입니다.

▶ 왜 어떤 시험에서는 건강한 사람을 모집하고, 어떤 시험에서는 환자를 모집하나요?

: 위에서 설명 드린 것처럼 임상시험의 종류에는 크게 생동성 시험, 1상, 2상, 3상 등이 있습니다. 생동성 시험에서는 생물학적 동등성 여부를, 1상 시험에서는 주로 안전성을

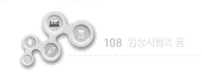
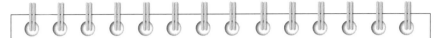

평가하기 때문에 건강인을 모집하고, 2상과 3상 임상시험에서는 약의 안전성과 함께 효과를 평가해야 하기 때문에 환자를 모집합니다. 다만 건강한 사람에게 투여할 수 없는 약(예. 항암제)이나 시술 또는 수술을 통한 치료법이라면 1상 임상시험도 환자를 대상으로 하기도 합니다.

▶ 시험약을 먹는 사람들과 비교하기 위해 가짜약을 먹는 경우도 있다고 들었습니다. 현재 앓고 있는 질병이 있어 임상시험에 참여하고 싶은데, 가짜약을 받게 될 까봐 걱정이 됩니다.

: 가짜약 즉, 위약을 사용하는 시험도 있고 사용하지 않는 시험도 있습니다. 참고로 2012년부터 2015년까지 4년 간 식약처에서 승인 받은 임상시험 중 위약군(임상시험에서 가짜약을 먹는 사람들)이 있는 임상시험의 비율은 약 28%로, 위약군이 없는 임상시험이 더 많은 것으로 조사되었습니다. 위약 대신 시험약에 대한 비교용으로 해당 질병을 치료하기 위해 이미 널리 쓰이고 있는 약물을 복용하기도 합니다. 각 시험마다 위약군이 포함되어 있는지의 여부와 위약군에 배정될 확률은 '시험대상자 설명문 및 동의서'에 명시되어 있습니다.

위약을 드시게 되면 시험약을 먹는 것과 비교하여 치료 효과를 경험하실 가능성이 적은 것이 사실입니다. 일부 질환에서는 위약 복용만으로도 심적인 영향으로 인해 치료 혹은 완화 효과를 얻는 분들도 있으나, 약의 성분에 의한 작용은 아닙니다.

위약을 먹는다는 점을 제외하고는 진짜 약을 먹는 경우와 임상시험 수행 과정이 동일하게 진행되며, 진단 검사, 진료, 기타 의료진과 대면하는 모든 절차도 동일하게 이루어집니다. 충분한 심사 숙고를 통해 연구 참여를 결정하시길 바랍니다.

▶ 검증되지 않은 약을 먹는 게 찜찜합니다.

: 임상시험의 개발 대상 약물은 크게 신약, 제네릭 의약품(복제약), 개량 신약으로 나눌 수 있습니다. 신약은 말 그대로 새로운 성분의 약이고, 복제약은 오리지널 약물과 유효 성분이 동일합니다. 개량 신약은 오리지널 약물과 유효 성분이 동일하지만 물성이나 제형을 변경하여 추가적인 장점을 가지도록 개선한 약입니다. 두 가지 이상의 약물을

섞어서 복용하기 편리하게 만드거나(복합제), 효과가 지속되는 시간을 늘리는 것(서방제)이 개량 신약을 만드는 주된 목적입니다.

그러므로 신약을 제외하고는 유효 성분의 안전성에 대해 이미 여러 자료가 확보된 약물일 가능성이 높습니다. 그러나 약을 만드는 데에는 유효 성분 외 다른 재료들도 들어가므로 임상시험을 통한 검증이 반드시 필요합니다.

임상시험은 시험약의 안전성과 유효성을 검증해나가는 과정입니다. 검증되지 않았다는 사실만으로도 찜찜할 수 있는 것은 사실입니다. 만일 해당 약에 대해 이전에 수행되었던 임상시험의 정보가 있다면 그 내용과, 오리지널 약물에서 확인된 부작용에 대한 정보를 바탕으로 조금이나마 안전성에 대한 불확실성을 줄일 수 있을 것입니다. 임상시험에 쓰일 약물의 예측되는 부작용과 사용상의 주의사항이 '시험대상자설명서'에 명시되어 있으므로 어떤 부작용이 발생할 수 있는 약인지 시험 참여 전 반드시 주의 깊게 읽어보시길 권장 드립니다.

▶ 임상시험에 참여하여 부작용이 발생하더라도 절대 보상을 받을 수 없다는 각서 같은 것을 쓴다고 들었습니다. 심한 부작용이 생겨도 혼자 감당해야 한다던데 정말인가요?

: 근거 없는 유언비어입니다. 임상시험 참여를 위해 대상자에게는 '시험대상자설명서 및 동의서'가 주어집니다. '시험대상자설명서'는 시험약에 대해 예측되는 부작용과 사용상의 주의사항을 포함하여 임상시험의 목적, 위약군에 배정될 확률, 예상 일정, 시험대상자 준수사항, 참여 시 기대되는 이익, 의료진 연락처 등 시험 전반에 대한 내용이 상세히 안내되어 있는 문서입니다. 시험 참여와 관련하여 충분한 설명이 이루어진 후 '동의서'에 대상자(필요 시 법정대리인)의 자필 서명을 받습니다. 이는 대상자가 임상시험에 참여하기를 자발적으로 결정하여 동의하였다는 의미로 서명을 남기는 것으로, 그로 인해 발생하는 어떠한 문제도 감수하겠다는 각서가 아닙니다.

임상시험 중 담당 의료진은 대상자에게 부작용이 발생하지 않는지 면밀히 관찰해야 합니다. 병원에 방문했을 때가 아니어도 임상시험 기간 중 부작용이 발생하면 담당 의료진에게 그 사실을 알려 주셔야 합니다. 담당 의료진은 발생된 부작용에 대하여 최선을 다해 대

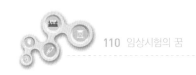

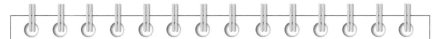

응해야 합니다. 임상시험 중 대상자에게 발생한 부작용으로 인해 명백한 피해가 발생한 경우에도 대상자의 안전과 권리 보호를 위해 의뢰사와 의료진 등이 적극적으로 관여 하여 도울 것입니다.

망할 일을 시작하고 싶어하는 사람은 없다. 돈과 시간이 많이 드는 일일수록 더 그렇다. 임상시험은 참으로 지켜 보는 사람이 많다. 제약회사의 이익과 대상자의 안전이 서로 대치될 것이라는 근거 없는 묘한 시선으로 임상시험을 바라보는 사람들에게, 임상시험 중 대상자의 안전과 복지를 지켜내지 못하면 제약회사는 훨씬 더 큰 손해를 입을 수밖에 없다는 사실을 말해주고 싶다. 임상시험에서 발생된 모든 이상반응은 면밀히 기록된다. 임상시험 중 알게 된 문제점을 은폐해봤자 시판 후에 더 많은 사람이 복용했을 때 같은 문제가 발생하여 시장에서 퇴출되면 중간에 개발을 멈춘 것보다도 더 막대한 손해를 입는다. 개발사와 대상자는 대상자가 임상시험에 참여한 순간부터 서로 같은 배를 탄 것이다.

다음은 어떤 약물들의 이상반응 관련 자료이다.

_출처 : KIMS 의약정보센터

◼ 이상반응

1. 심혈관계: 저혈압, 심계항진, 부정맥, 부종
2. 중추신경계: 피로, 불면, 신경증, 초조, 혼돈, 현기증, 두통, 기면, 뇌부종, 혼수
3. 피부: 발진, 혈관부종, 담마진
4. 내분비대사: 산증, 고칼륨혈증, 탈수, 저혈당(소아), 고혈당, 고나트륨혈증

5. 위장관계: 오심, 구토, 소화불량, 상복부 불쾌감, 위 홍반, 미란, 십이지장 궤양, 역류성 식도염

6. 혈액: 빈혈, 파종혈관 내 응고(DIC), PT 연장, 응고병증, 혈소판 감소증, 용혈성 빈혈, 출혈, 철결핍성 빈혈

2. 간: 간독성, 간염(가역적), transaminase 증가

3. 신경근골격계: 횡문근융해증, 쇠약감, 비구골 파괴(acetabular bone destruction)

4. 귀: 청각손실, 이명

5. 신장: 간질성 신장염, 신유두괴사, 단백뇨, 신부전(횡문근융해증에 의한 경우를 포함), BUN 증가, 혈청 creatinine 증가

6. 호흡기: 천식, 기관지경련, 호흡곤란, 후두 부종, 과호흡, 호흡성 알칼리증, 비심인성 폐부종

7. 기타: 아나필락시스, 임신 및 분만 지연, 사산, 저체중 출생, 레이 증후군, 주사에 의한 아나필락시스 쇼크

_출처 : 의약품 사전, 약학정보원

■ 이상반응

발현 부위	증상별 발현 빈도		
	흔하게	흔하지 않게	드물게
면역계			혈관부종을 포함한 과민 반응
내분비계	당뇨		
신경계	두통, 어지러움		
위장관계	변비, 구역, 복통		췌장염
피부 및 피하조직		가려움증, 발진 및 두드러기	
근골격계 및 결합조직	근육통		근육병증 (근육염 포함), 횡문근융해증
전신	무력증		

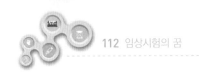

▷ 국외 시판 후 경험

위의 이상반응에 더하여 다음의 이상반응이 시판 후 조사 동안 보고되었다.

– 신경계 : 매우 드물게 다발성신경병증, 기억상실, 말초신경병증(빈도 불명)

– 호흡기계 및 흉부 : 기침, 호흡곤란(빈도 불명)

– 위장관계 : 설사(빈도 불명)

– 혈액학적 장애 : 혈소판감소증(빈도 불명)

– 간담도계 : 매우 드물게 황달, 간염, 드물게 트랜스아미나제 증가

– 피부 및 피하조직 장애 : 스티븐스–존슨 증후군(빈도 불명)

– 근골격계 : 매우 드물게 관절통, 면역매개성 괴사성 근병증(빈도 불명)

– 신장 : 매우 드물게 혈뇨

– 기타 : 부종(빈도 불명)

저렇게 다양한 이상반응이 있었다니 일찌감치 시장화에 실패한 약이거나 심각한 질병을 위해 부작용을 감수하고 쓰는 약이라고 생각할지도 모른다. 첫 번째는 독일 바이엘사를 세계 선두권 제약회사로 부상시킨 블록버스터 약품인 '아스피린', 두 번째는 화이자의 '리피토'와 함께 10년 넘게 고지혈증 치료제 시장을 이끌어온 대표 제품인 아스트라제네카의 '크레스토'이다.

의화학의 시조로 알려진 스위스 의학자 파라셀수스(Paracelsus)는 '모든 약은 곧 독이다'라고 하였다. 임상시험에서 부작용이 일어났다고 하면 지레 겁을 먹지만, 시판되고 있는 모든 약이 부작용을 가지고 있다. 문제는 '부작용이 일어나냐 안 일어나냐'가 아니라 '안전하게 사용할 방법을 찾을 수 있는가', '위험-이익 평가 결과 유익이 발생 가능한 위험성을 상회하는가' 그리고 '발생된 이상반응에 어떻게 대처하느냐'이다.

앞서 판례를 통해 살펴본 바와 같이 환자의 오해와 불신은 의료진이 이상반응을

조기에 적절히 인지하고 처치하는 데 어려움을 줄 수 있다. 임상시험은 결과적으로 성공할 수도 실패할 수도 있지만 임상시험에 대한 정보의 공유와 이해를 통해 임상시험 과정 중에서 오해로 인해 겪는 부정적인 경험들을 줄일 수 있기를 바란다.

◎ 임상시험의 긍정적인 부수 효과

임상시험의 과정에서 발생하는 여러 긍정적인 부수 효과들은 임상시험의 타당성을 더해 준다. 흔히들 이야기하는 임상시험의 대표적인 이익은 해당 약물이 목적하는 적응증에 실제로 효과를 보여 임상시험 참여 환자의 질병이 치료되거나 증상이 나아지는 것이다. 표준치료제에 잘 반응하지 않아 별 다른 선택지가 없는 환자가 아직 시장에 나오지 않은 개발 단계의 약물을 미리 접하여 효과를 볼 가능성이 있다는 점, 그리고 경제적인 면에서 직간접적인 혜택을 볼 수 있는 점도 장점이다.

임상시험에 실제로 참여했던 환자들은 연구진과의 친밀한 관계 형성과 면밀한 진료를 좋았던 점으로 꼽는다. 2016년 5월 기준으로 한국의 인구 천 명 당 의사 수는 2.2명(한의사를 포함함)으로 OECD(평균 3.3명) 34개 국가 중 터키와 칠레에 이어 끝에서 세 번째로 꼴찌 수준이다. 지역별 불균형도 존재하여 서울은 2.80명인데 비해 세종시는 1.19명, 경북은 1.30명 등으로 최하위권 지역에 비해 서울의 인구 당 의사 수가 2배를 초과한다.

의사 1인 당 1일 진찰 횟수는 76~100건으로 전체 의사 수의 30% 가까이가 하루 75명 이상의 환자를 본다고 한다. 반면 2013년 기준으로 우리 국민 1인 당 의사 방문 횟수는 14.6회로 OECD 평균 6.7회의 두 배를 상회하며 1위를 차지했다. 1년 중 병원에 머무는 재원 일수는 평균 16.5일로, 17.2일을 기록한 일본에 이어 2위를 차지했다.

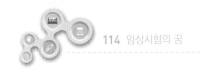

이를 종합하면 의사 수는 적은데 환자들이 병원을 찾아오는 횟수는 많다는 의미이다. 실제로 우리나라는 건강보험 체계가 상당히 우수하게 정립되어 있어 많은 사람들이 보편적인 의료 혜택을 누리는 것으로 알려져 있으며 그래서인지 큰 병원일수록 종종 상당히 붐빈다.

환자의 입장에서는 자신의 병력과 현 상태를 잘 파악하고 있는 친숙한 의료진이 개별적으로 관심을 기울여주는 것이 신뢰를 형성하고 이를 바탕으로 치료 과정에 순응하고자 하는 마음을 가지는 데에 중요하다. 아무리 환자에 대한 처치 자체가 의학적으로 문제가 없고 통상적인 절차에 의해 다루어진 것이라도 불친절하거나 혹은 너무나 사무적이어서 자신을 제대로 기억하는지조차 확실치 않다는 느낌을 받으면 환자는 마음이 불편해지고 불안을 느낀다.

앞으로 인공지능 시대가 온다고 해도 우리는 사람이고, 임상시험은 사람을 대상으로 하는 시험이다. 항암 임상시험과 같이 오랫동안 이어지는 시험에서 실제 임상시험에 참여한 시험대상자들이 밝힌 후기들을 살펴 보면 바쁘게 돌아가는 병원 속에서 하나의 빠르고 친근한 의사소통 창구가 생기는 것, 나의 상태에 대해 잘 알고 관심을 가지고 돌보아주는 든든한 의사, 간호사 선생님들이 있다는 것 등을 임상시험에 참여하게 되어 좋았던 점으로 꼽는다. 의료진과의 관계 형성에서 오는 심리적인 안정감에 대하여 종종 이야기하고, 이를 통해 투병 과정을 이겨내는 데에 긍정적인 힘을 얻었다고 말한다. 임상시험에 참여하면서 의료진과 오랫동안 긴밀한 관계를 유지하고 면밀하게 관리 받으며 긴 투병 생활 가운데 심정적인 지원을 얻고 의지를 다지는 데에 도움을 받았다는 실제 이야기다.

또 한편으로 기존의 치료 방법이 환자의 경제 사정에 막대한 부담을 줄만큼 비용이 높으면서도 성공 가능성을 충분히 보장하지 못할 때 임상시험 참여는 환자와 가족의 최소한의 정상적인 일상을 지켜줄 수 있는 마지막 보루가 되기도 한다.

아울러 이제는 임상시험을 단지 개발 단계의 일부로 보는 시각에서 나아가 임상연구와 치료의 경계가 모호해져 가고 있다. 연구와 치료의 연계성을 단순히 생각해보자면 유효성을 입증하려는 임상시험에서 실제로 치료 효과를 보인 반응자(responder)들이 그 대표적인 예이다. 시판된 약으로 치료를 하는 것도 어떻게 보면 연구의 일종이다. 똑같은 환자는 없다는 관점에서 환자 한 명 한 명을 대하는 과정이 곧 가장 적절한 치료 방법을 찾아나가는 연구이기 때문이다. 임상시험에서 시험 대상자의 상당수는 이미 널리 사용되고 있는 약이나 그 약과 유효 성분이 동일한 약을 복용한다. 넓은 시각에서 보면 임상시험 역시 연구이자 치료 과정이다. 임상시험은 앞으로도 연구와 치료의 경계에서 유익을 얻을 수 있는 기회의 장(場)이 될 것으로 기대된다.

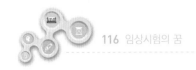

06 한국 임상시험 전망, 앞으로도 장밋빛 일까

우리는 한국 임상시험 산업계의 전망이 앞으로도 계속 밝으리라는 보장은 없다는 것을 자각해야 한다. 우리나라에서 직접 개발하여 임상시험 단계에까지 도달한 자체 신약 파이프라인들도 있지만 전체적으로 임상시험 시장이 다국적 제약사로부터 의뢰를 받아 결과를 내는 데이터 생성(data generation)의 역할에 상당 부분 의존하고 있기 때문에 임상시험 신흥 국가들과 비교하여 경쟁력이 없어지면 임상시험 산업계에서 큰 비중을 차지하고 있는 다국적 제약사로부터의 시험 수주가 어려워지는 것은 시간 문제이다.

임상시험 산업을 열심히 키워 놓았는데 시장 자체가 작아질 수도 있고, 전 세계적으로 임상시험의 수요가 유지되어도 그 무대의 주역이 더 이상 한국이 아니게 될 수도 있다. 먼저 세계적으로 임상시험이 감소하는 추세임을 주목해야 한다. 2004년 국내 임상시험 건수는 연구자임상(IIT)을 포함하여 75건에서 2014년 361건으로 연평균 17% 성장하였고, 같은 기간 한국에서 수행된 다국가 임상시험은 연구자임상을 포함하여 61건에서 291건으로 연평균 16.9% 성장하여 이를 종합하면 한국에서 수행된 임상시험이 10년 만에 약 5배나 증가하였다. 그런데 미국 국립보건연구원(NIH)이 운영하는 임상시험 정보등록 사이트(www.clinicaltrials.gov)의 자료에 따르면 2008년에 15만 890건이었던 전체 임상시험 건수가 2013년 8만 456건으로 감소하여 불과 5년 만에 거의 절반 수준으로 감소했다.

2011년 3월 모 예능 프로그램을 통해 유명 코미디언이 아이디어를 낸 하얀 국물 라면이 제품으로 출시되었다. 이 제품은 출시 3일만에 400만개가 팔리면서 일부 마트에서는 품귀 현상까지 빚으며 한달 후 매출 60억 원을 달성하였고, 출시 3개월 만에 라면 시장 점유율 20%를 차지할 정도로 대단히 인기를 끌었다. 전체 라면 판매량의 2위를 차지하며 라면 시장 부동의 1위인 신라면의 자리를 위협하기도 하였고 비슷한 컨셉의 미투 상품까지 출시되었다. 그러나 같은 해 12월에 2300만개를 판매하였던 데 비해 다음 해인 2012년 2월에는 1400만 개로 판매량이 급감하였다. 판매량은 이후로도 지속적으로 감소하여 2013년 초에는 1% 대로 주저앉았다.

문제는 제품이 갑자기 인기를 끌자 하얀 국물 라면에 대한 수요가 앞으로도 지속될 것으로 판단한 제조사가 500억 원 규모의 투자를 통해 라면 공장을 추가로 지었고, 2012년 3월부터 생산에 투입할 계획을 세웠던 것이다. 제품이 히트한 것을 보고 적극적으로 투자를 늘렸지만 출시 이후 불과 6개월 만에 시장이 사그라드는 추세가 감지되었고 공장 증설 이후 판매량이 급감하여 매우 곤혹스러운 상황에 놓이게 되었다.

몇 년 후 2014년 8월경 짭짤한 맛 위주였던 감자칩 시장에 달콤한 맛의 감자칩이 출시되어 크게 히트를 쳤다. 몇몇 마트에서는 품귀 현상이 일어나고 다른 상품을 묶어 파는 용도로도 쓰이고 온라인 중고 사이트에서는 무려 10배의 웃돈을 주고 거래되는 등 엄청난 인기를 끌었다. 하지만 제조사는 하얀 국물 라면의 교훈이 떠올라 생산시설 투자를 성급히 결정할 수 없었다.

그러나 2014년 10월부터 감자칩 시장 1위를 차지한 후 1년 넘게 1위의 자리를 유지하자 결국 생산량을 2배까지 늘릴 수 있도록 공장을 증설하기로 결정하고 2016년 5월에 추가 공장을 준공하였다. 그런데 2016년 4월 기준 50억 원 정도였던 매출액은 공장 증설 후인 5~6월에도 단지 3~4억 원 정도만 증가했을 뿐 기대했던 만큼의 효과가 나지 않았다. 업계에서는 제품의 인기가 2015년 6월에 매출 최고점을 찍은 후

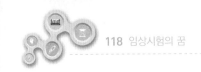

꺾여 이미 정점을 지났다는 평을 내놓았다. 희귀성 때문에 더 유발되었던 관심도 사그라들면서 이제는 매대에 쌓여있는 모습을 보기가 어렵지 않게 되었다.

다행인 것은, 증설된 공장이 해당 제품 외 다른 제품들도 생산할 수 있도록 지어졌기 때문에 기대했던 대로 2배의 매출 증가가 나타나지 않았어도 공장을 활용할 방법이 있었다는 점이다. 아마도 비슷한 선례를 통해 얻은 교훈을 바탕으로 기대 성과가 나오지 않을 때를 대비한 것이 아닐까 생각된다.

너무 극단적인 예를 들었는지는 모르겠지만, 한국에서의 임상시험 건수가 지금과 같이 앞으로도 계속 증가할지는 모르는 일이다. 세계적으로는 감소하는 추세인데 우리나라에서만 유독 증가하고 있는 임상시험 건수가 우리나라 임상시험 환경의 경쟁력 증가를 보여주는 근거로 활용되고 있다. 그러나 언제까지나 우리나라만 증가 추세일 것이라고 기대하기는 어렵지 않을까.

떠오르고 있는 임상시험 신흥 국가들도 눈길을 끈다. 옛날에는 중국 전자제품이라고 하면 어딘가 모르게 품질이 낮고 스스로 발전시킨 기술력이나 지적 재산권에 대한 의식 없이 남의 것을 베껴 만든 것이라는 인식이 있었다. 그런데 그렇게 모방을 기반으로 성장해 온 중국이 강한 자본력을 바탕으로 외국의 인재들을 초빙하여 빠르게 기술을 받아들이고 저렴한 노동력을 바탕으로 기존 유수의 기업들의 제품과 기능과 디자인이 매우 흡사하면서도 가격이 파격적으로 저렴한 제품들을 쏟아내고 있다. 이제는 글로벌 기업들도 중국의 강력한 구매력과 성장 가능성을 보고 중국에서 사업을 확장하기 위해 노력하고 있다. 각계 전문가들은 중국이 기술을 따라잡는 속도가 너무 빨라서 미래에 우리나라 산업이 계속 발전하기 위해서는 어떤 분야든 중국이 모방하기 힘든 영역을 개발해야 한다고 주장한다.

현재 중국은 한국과 일본에 이어 아시아에서 3번째로 임상시험 점유율이 높은 나라이다(세계 12위). 중국은 전통적으로 노동생산력의 집약적인 투입이 필요한 분야에서는 항시 강점을 보이는 나라이고 많은 인구 수를 바탕으로 보유하고 있는 환자 풀(pool), 상대적으로 저렴한 인건비 등 임상시험 수행국으로서의 확실한 장점을 보유하고 있다. 지금은 중국의 임상시험 승인 및 신약 허가 과정과 관련된 업무 처리 속도가 비교적 느린 편이지만, 중국은 일당 독재 체제이기 때문에 어느 날 갑자기 임상시험 관련 규제와 처리 절차를 개편하여 하루 아침에 다르게 변모할 가능성도 있다.

데이터에 대한 낮은 신뢰성은 중국이 앞으로 풀어나가야 할 숙제이다. 중국은 2015년에 주요 제약업체 여덟 곳에서 임상시험 결과 조작 사실이 적발되었고, 중국에서 이루어진 신약 임상시험 결과의 80%가 조작되었다고 보도되는 등 데이터의 신뢰성 면에서 심각한 문제를 보였다. 개선의 필요성이 꾸준히 제기되어 온 덕분인지 중국 국가식품의약품감독관리총국(CFDA)은 2015년 7월부터 의약품 심사제도개혁을 시행하여 임상시험 신청 및 의약품 등록 절차가 엄격하고 까다로워졌다. 우리나라에서도 2006년 생동성 시험 조작 파문[30]이 있었지만 그 이후로 임상시험 및 생동성 시험의 데이터 신뢰성 확보를 위한 노력이 더욱 촉구되었다. 중국도 지금은 부족하지만 이러한 경험들을 자정의 계기로 삼아 앞으로 신뢰성 제고를 위해 많은 노력을 기울일 것으로 기대된다. .

점점 커지고 있는 중국 의약품 시장과 그 잠재적 성장 규모를 생각해볼 때 추후 중

---

30. 생동성 시험 조작 파문 : 2005년 12월 국가청렴위원회에 접수된 1건의 제보를 시작으로 국내 제네릭 의약품 다수 품목에서 생동성 시험 자료의 조작 사실이 적발된 사건으로 2006년 식품의약품안전청의 3차에 걸친 조사를 통해 278개의 제네릭 품목이 생동성 시험 자료 불일치 등으로 행정처분을 받았으며, 제약업계 추산 연간 약 2260억원의 피해액을 낸 사건.

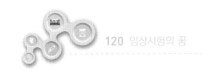

국에서 임상시험을 하고자 하는 다국적 제약사들의 노크는 끊이지 않을 것으로 보인다. 헬스케어 데이터 통계분석 서비스를 제공하는 IMS 헬스에 따르면 2015년 중국 의약품 시장 규모는 약 1152억 달러(한화 약 135조 원)로 세계 의약품 시장에서 1위인 미국에 이어 2위를 차지하였다. 이는 한국(약 127억 달러)의 9배 수준이다. 중국 의약품 시장은 근래 빠른 속도로 성장하여 2013년에 세계 2위였던 일본을 밀어낸 바 있으며, 향후 5년 간 6~9% 성장을 지속하여 2020년에 1500~1800억 달러 규모로 성장할 것으로 예측된다고 한다. 임상시험 관련 기술 도입과 업무 자동화를 통해 큰 땅덩어리 자체로 인한 불편함이 줄어들고 데이터의 신뢰성을 보증하기 위한 방안을 더 강구한다면 앞으로 더 많은 글로벌 제약사들이 중국에 임상시험을 의뢰하고자 할 것이다.

허가를 받은 후 의약품을 판매할 수 있는 시장의 크기를 생각했을 때 우리나라의 의약품 시장은 비교적 매우 작다. 임상시험 수행 중 특별한 기술을 요하는 절차가 없고 시험 디자인이 단순한 시험, 유효성 평가 변수의 측정이 간단하고 객관적인 방식으로 이루어지는 시험들부터 더 낮은 비용으로 빠르게 결과를 얻을 수 있는 나라로 옮겨가기 쉽다. 그 외 러시아, 브라질, 인도네시아 등 다른 신흥 제약 국가들의 움직임도 심상치 않아 보인다.

우리나라의 강점은 경험 많은 연구진들이 높은 품질의 데이터를 비교적 단시간 내에 생산해낸다는 점과 다른 나라에 비해 규제기관의 임상시험 관련 업무 처리 속도가 비교적 빠른 점, 미국·유럽 등지에 비해서는 연구비가 비싸지 않다는 점 등이다. 근래에 중국처럼 데이터의 신뢰성과 관련된 심각한 이슈가 광범하게 발생한 적도 없고, 인도처럼 동의 취득에서부터 적절한 절차를 무시하고 비인도적인 임상시험을 남발하는 것도 아니지만 '경험과 신뢰' 외에 꾸준한 성장 동력을 찾기 어렵다. 우리나라 임상시험 산업이 임상시험 데이터 품질, 속도, 비용 등 다방면을 고려하여 비교 우위를 잃었을 때에는 임상시험 시장이 빠르게 축소될 가능성도 있다.

임상시험용 의약품의 조제 과정이 까다롭거나 숙련된 인력의 기술을 요하는 등 복잡한 변수가 있는 임상시험들은 앞으로도 우리나라가 신흥 제약 국가들에 비해 비교적 경쟁력이 있겠지만, 또 한편으로는 2010년 이후로 지속적인 임상시험 건수 감소 추세를 보이고 있는 미국, 독일, 일본, 프랑스, 영국 등의 전통적인 임상시험 강국들이 그 감소의 원인을 극복하고 다시금 임상시험의 장을 유턴(U-turn)시킬 가능성도 있다.

임상시험 강국들이 자국 내 임상시험 규모를 축소한 주요 이유는 까다로운 규제와 높은 비용 때문이다. 자국민에의 위험성을 최소화하고, 경제성 평가에도 높은 잣대를 들이대는 것이다. 그런데 앞으로 원격 임상 등 여러 기술의 도입으로 획기적인 비용 감소를 이루어내면 상대적으로 시험대상자에의 위험성이 적어 규제를 통과하기가 비교적 쉬운 임상시험부터 먼저 선진국으로 회귀될 수 있다.

꼭 임상시험 시장 규모가 계속 증가하고 임상시험 산업이 발전해야 좋다는 말은 아니다. 앞으로 다른 국가들에게 임상시험 의뢰 건을 빼앗기면 안 되니 대책이 필요하다는 주장도 아니다. 다만 태생적으로 윤리 문제가 얽혀 있고, 국가의 필수 산업도 아닌 임상시험 시장의 꾸준한 성장을 외치는 환경 속에 선진국들은 임상시험을 줄여가고 있었으며 우리나라도 타의에 의해 점유율을 잃어갈 수 있다는 것을 말하고자 하였다. 앞으로 한국에서의 임상시험 규모가 얼마든지 증가할 수도 축소될 수도 있다는 당연한 사실을 직시하는 것만으로도 임상시험 산업에 대한 객관적인 시각을 유지하는 데 도움이 될 것으로 생각된다.

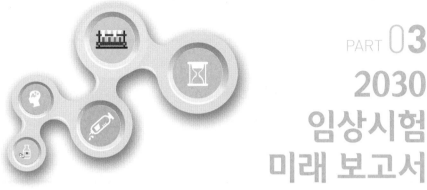

PART 03
2030
임상시험
미래 보고서

영화 빅 히어로를 보면 주인공의 형이 만든 헬스케어 로봇, 베이맥스(Baymax)가 등장한다. 진료, 진단과 치료를 통합적으로 해내는 인공지능 로봇으로, 한 번의 스캐닝(scanning)만으로 건강 상태를 읽어내고 나름 진단을 내려 조언을 해 주기도 하고 치료약을 주기도 한다. 그리고 주인공에게 만족도를 물어 확인(Are you satisfied with your care?)하고, 주인공이 '네, 만족합니다.(Yes, I'm satisfied with my care.)'라고 말할 때까지 지속적으로 관심을 보인다.

인공지능의 발달은 삶의 모든 부분에 폭풍과 같은 변화를 몰고 올 것으로 예상되며, 인공지능이 가장 혁혁한 공을 세우게 될 분야 중의 하나로 의료계가 손꼽힌다. 예를 들어 2016년 미국 앤더슨 암센터에 따르면 IBM이 개발한 인공지능, 왓슨의 평균 암 진단 진단 정확도는 약 96%에 이른다. 지금도 끊임 없이 학습 중이라고 하니, 왓슨의 정확도가 앞으로 더 높아질 것으로 기대된다. 질병의 대표적인 증상이 이미 확연히 발현된 환자들뿐만 아니라 초기 단계에서 진단해내는 능력 또한 점점 향상되어 암의 조기진단과 생존율을 높이는데 기여할 것이다.

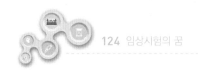

알파고(Alpha Go)로 유명해진 구글(Google)이 머신 러닝(machine learing)[31]이 적용될 분야로 헬스케어와 로보틱스(robotics)[32]를 손꼽은 만큼 베이맥스와 같은 헬스케어 로봇이 실제로 등장하기를 기대해도 좋을 것 같다. 이러한 헬스케어 인공지능과 로보틱스의 발달이 임상시험 업계에 미칠 영향 또한 대단히 클 것으로 예상된다.

아래는 <2045 유엔미래보고서(박영숙, 제롬 글렌 지음)>에서 미래 일상 생활의 모습을 상상하여 쓴 '2045년 일상의 가상 시나리오' 내용 중 일부이다.[33]

새벽 6시, 적당한 음량의 알람과 밝은 조명이 수면을 깨운다. 내 생활 패턴을 인지하고 있는 스마트하우스의 인공지능이 출근에 맞춰 깨워주기 때문에 알람을 따로 맞춰놓을 필요가 없다. 또 완전히 기상했음을 확인하면 알아서 알람이 꺼지기 때문에 내가 굳이 끌 필요도 없다.

바깥의 소음과 불빛을 완벽하게 차단하는 창문과 커튼은 명령에 따라 아침이 되어도 계속 밤과 같은 상태를 유지해 늦잠을 자거나 불규칙한 일로 인해 아침에 잠을 자야 할 때도 유용하다. …(중략)… 뉴스를 보는데 문자메시지가 왔다고 왼쪽 팔에 신호가 왔다.

31. 빅데이터를 분석해 미래를 예측하는 기술.
32. 로봇+테크닉스(공학)의 합성어로, 로봇에 관한 기술 공학적 연구를 하는 학문. 센서 공학·인공지능의 연구, 마이크로일렉트로닉스 기술의 종합적 학문 분야.(성안당 건축용어사전)
33. 박영숙·제롬 글렌(2015), 유엔미래보고서 2045, 교보문고, 44~46p

여기서 문자메시지로 전송된 내용이 '고혈압 임상시험 자원자 모집공고'라고 가정하고 그 뒤의 이야기를 상상해보자.

.. 뉴스를 보는데 문자메시지가 왔다고 왼쪽 팔에 신호가 왔다. 예전에 임상시험 참여에 관심이 생겨 내가 가끔 이용하는 병원에서 추후 내가 참여할 수 있을 만한 임상시험이 생기면 관련 정보를 받아보겠다고 광고 수신 동의를 한 적이 있었다. 어떤 내용인지 궁금하여 메시지를 벽에 투사해보았다.

간단한 공고문과 함께 뜬 '참여 정보를 받아보시겠습니까?'라는 질문에 '수락' 을 터치하니, 내 스마트하우스 컴퓨터로 동영상 파일과 '시험대상자설명서 및 동의서'라는 문서 파일이 전송되었다.
동영상을 열어 보니 약 20분짜리 영상에 의사가 등장하여 이 임상시험에 대해 자세한 설명을 해 주었다. 함께 받은 문서 파일에도 거의 같은 내용이 잘 정리되어 있었다. 따로 궁금한 사항은 이메일을 통해 빠르게 답변 받을 수 있다고 한다.

주의 깊게 들은 후 이틀 동안 고민을 한 끝에 참여하기로 결정하였다. 요즘 어떤 임상시험들은 병원에 따로 방문할 필요가 없다고 들었는데, 이 시험은 병원에 1번 직접 방문해야 한다. 대신 가까운 병원을 선택하여 다녀오면 된다. 하긴, 한 번도 직접 병원에 갈 일이 없으면 허수 지원자도 많고 중간에 그만두려는 사람도 많을 것 같다.
그래도 예전에는 임상시험을 하려면 일주일에서 한 달 정도 간격으로 병원에 여러 번 직접 가야 했었다고 하는데, 요즘에는 복잡한 검사가 필요한 시험이 아니면 임상시험 대부분의 과정을 집에서 할 수 있게 되었다.
내 스마트폰에 임상시험 참여용 앱(App.)을 다운로드 받은 후 접속하여 전자 서명으로 동의 의사를 밝혔다. 앞으로 임상시험에 참여하는 기간 동안에는 스마트하우스가 관리해주는 내 라이프로그 일부를 임상시험의 자료로 쓸 수 있도록 전송하는 데에도 동의하였다.

며칠 후 병원에 방문하여 의사를 만나고 홍채 인식으로 신원 확인을 받은 후, 몇 가지 간단한 검사를 받았다. 임상시험 참여가 가능하다는 판정을 받고 임상시험용 앱에 정식 계정이 등록되었다. 앱을 통해 다운로드 받은 임상시험 스케줄이 내 개인비서 로봇에 동기화되었다.

아침에 일어나 내 푸드 프린터기가 아침식사를 준비하는 소리를 들으며 TV를 보고 있는데 무언가 허전하다. 헬스케어 서포터 역할도 해주는 내 개인비서 로봇은 스케줄을 챙겨줄 뿐만 아니라 챙겨먹어야 하는 복용약과 건강기능식품도 꼬박 꼬박 가져다 준다. 그런데 오늘은 보통 때 복용해오던 혈압약과 비타민제를 가져다 주지 않는다.

문득 일주일 동안 다른 약을 끊은 후부터 임상시험용 의약품을 복용할 수 있다고 들었던 것이 기억났다. 임상시험에 참여하는 동안에는 다른 병원에서 혈압약을 처방받을 수 없다. 내가 임상시험에 참여 중이라는 사실이 조회될 것이기 때문이다. 일주일 동안 기다리는 동안에도 나의 일정 시간대의 혈압, 맥박, 체온 등의 데이터가 임상시험용으로 수집되었다.

일주일 뒤 아침, 앞으로 12주 동안 복용해야 하는 임상시험용 의약품을 드론이 안전하게 배달해 주었다. 임상시험용 앱에 약품 상자 겉면의 코드를 스캐닝하여 내가 약을 잘 수령하였음을 기록하였다.

그 후로 매일 아침 개인비서 로봇이 안내해주는 대로 시험약을 챙겨 먹고 임상시험용 앱에 복용시간을 입력하고 있다. 정해진 시간 내 입력하지 않으면 알람이 울린다.

오늘은 담당 의사와 화상 면담이 있는 날이다. 4주 간격으로 고화질 홀로그램 화면을 통해 신체 검사도 받고 전반적인 건강 상태에 대한 확인을 받는다. 그 외에도 내가 몸에 이상을 느끼면 언제든지 의료진에게 연락을 취할 수 있고, 24시간 모니터링 되고 있는 나의 건강 상태에 명백한 이상이 생기면 내가 연락을 하지 않아도 의료진에게 알림이 가도록 되어 있다.

12주가 지났다. 다행히도 별다른 이상반응 없이 임상시험용 의약품 복용을 마쳤다. 임상시험용 의약품과 함께 배송된 소형 채혈용 키트를 이용하여 손가락 끝에서 일회용 자동 채혈침으로 약간의 혈액을 채취했다. 한 방울 정도면 기본적인 혈액검사가 가능하다. 채취된 샘플을 남은 임상시험용 의약품과 함께 드론에 실어 되돌려 보냈다.

그 후로 일주일 간의 라이프로그가 추가로 수집되고 나서 임상시험이 완전히 완료되었다는 알림 메시지를 받았다. 곧 이어 내가 임상시험에 참여했다는 사실과 기본적인 개인 식별정보가 추후 3개월 동안 보관된 후 파기될 것이라는 내용과 함께 임상시험용 계정이 폐쇄되었다는 알림이 왔다. 3개월 후부터는 다시 새로운 임상시험 참여 정보를 받아볼 수 있을 것이다.

스마트워치와 같은 웨어러블 헬스케어 기기들을 임상시험을 비롯한 의학 연구에 사용하려는 시도가 꾸준히 이루어지고 있다. 앞으로 설문지 혹은 간단한 기기로 충분히 측정 가능한 항목을 평가변수로 활용하는 임상시험은 시험대상자가 병원에 굳이 여러 번씩 방문할 필요가 없어질지도 모른다.

서면 동의 취득의 중요성을 익히 아는 사람들은 어떻게 동의서를 스마트폰으로 받을 수 있냐고 생각할지도 모른다. 그러나 이미 실제로 그렇게 진행된 임상시험이 있고, 이에 대해서는 뒤에서 소개하려고 한다. 동의 취득 과정에서 중요한 점은 '대상자에게 충분한 정보와 생각할 시간을 제공하고, 자의로 임상시험에 참여하겠다는 동의를 취득한다.'는 개념이다. 설명을 듣기 위해 반드시 의사와 얼굴을 마주하고 종이로 된 동의서를 작성해야 하는 것은 아니다. 얼마든지 위 이야기에서처럼 대상자들이 원격으로 임상시험 참여 정보를 얻고, 동의 의사를 표현할 수 있다.

어떤 임상시험은 의료진과 환자의 친밀한 관계 형성이 중요하기도 하지만, 또 다

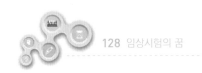

른 어떤 시험에서는 – 규제만 뒷받침된다면 – 직접 대면 없이 거의 모든 과정을 수행해도 무리가 없을 수 있다.

대상자가 직접 스마트 기기에 일지를 입력하면 종이 일지와 달리 분실 위험도 없고, 일지 내용을 CRF에 옮겨 적고 SDV할 필요도 없다. 수십 장의 일지를 보관할 공간도 필요하지 않다. 대상자들이 일지 기록을 누락하거나 연필로 적는 등의 실수 발생도 최소화된다.

어떤 이는 기기에 별로 친숙하지 않은, 특히 나이가 많은 사람들에게는 스마트 기기를 사용하게 하기가 어렵다고 생각한다. 노인을 대상으로 하는 연구도 많고, 19세 이상 성인 남녀를 모두 모집해도 높은 연령에서 호발하는 질환에는 노인 시험대상자들이 많은데 스마트 기기를 사용하게 하면 임상시험 수행을 제대로 못하지 않겠느냐는 염려다.

지금은 그럴지도 모르지만 시간이 흐르면서 자연스럽게 해결될 일이다. 20년 전의 60대와 지금의 60대는 다르다. 20년 전의 초등학생들과 지금의 초등학생들도 다르다. 20년 전에는 초등학교 한 반에 핸드폰을 가진 아이가 한 명도 없었지만 요새는 초등학생은 물론이고 유치원생들까지도 핸드폰을 가지고 다닌다.

현재 어르신들이 젊은이들에 비해 스마트 기기 사용에 능숙하지 않은 이유는 나이가 많기 때문이 아니라, 다만 익숙하게 접해 온 물건이 아니기 때문이다. 젊은 사람들이 자연스럽게 사용하는 컴퓨터, 스마트폰 등 전자 기기가 일부 연세 있는 분들에게는 어렵고 불편하다. 고속버스나 KTX 표를 살 때에도, 해외 여행을 위한 수속을 밟을 때에도 곳곳에 무인기가 설치되어 있어 더 빠르게 볼일을 볼 수 있음에도 불구하고 직원과 직접 대면하여 볼일을 보는 데 익숙한 분들은 오랫동안 줄을 서는 수고를 감내하면서라도 창구를 이용한다. 무인기를 사용하는 방법이 너무 어려워서가 아니라 익숙한 방식으로 행동하려 하기 때문이다.

교육부는 2017년부터 전국의 초등학교 1, 2학년들을 대상으로 부분적으로 전자교과서를 도입하고 2018년에는 초등학교 3, 4학년과 중학교 1학년 및 고등학교 영어 과목으로 적용 범위를 확대하겠다는 계획을 발표했다. 지금 일상에서 스마트폰을 유용하게 쓰고 있는 40대 성인이 20년 후 노인이 되었다고 해서 갑자기 2G 핸드폰이 더 편해지거나 하지는 않는다. 교과서마저 전자책으로 접할 초등학생들은 말할 것도 없다.

앞으로 임상시험 수행 시 많은 업무가 자동화, 무인화될 것이다. 그러려면 전용 기기와 소프트웨어가 개발되어야 하고, 신뢰성을 보증하기 위한 검증 도구가 있어야 하며 관련 규제도 적절히 뒷받침되어야 한다. 이 장에서는 임상시험 산업에 미래의 기술들이 어떻게 적용될 수 있을지 다양하게 예측해보고자 한다.

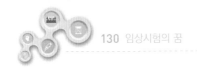

01 CRA 재택근무 활성화와 출장의 최소화

지금도 임상시험 종사자 중 일부는 재택근무를 한다. 바쁘고 잦은 외근과 출장은 CRA로서의 삶의 상징과도 같았지만 EDC의 확산과 함께 점점 널리 도입되고 있는 중앙 모니터링을 담당하는 in-house CRA들은 외근을 다닐 일이 적고, 그 중 일부는 재택근무로 업무를 소화한다. DM 담당부서의 일부 인원도 재택근무를 한다.

사이트 모니터링의 횟수를 줄이는 것이 당분간은 임상시험 수행 업무의 효율성을 도모하는 핵심 쟁점으로 여겨질 것이다. 직접 사이트에서 모니터링을 수행하는 데에 시간과 비용(인건비, 교통비, 숙박비, 그 외 각종 부대비용 등)이 많이 들기 때문이다.

앞서 언급한 바와 같이 데이터가 eCRF로 직접 전송되는 시스템이 현실화되고 임상시험 관리 시스템(CTMS, Clinical Trial Management System)이 보편화되면 사이트 모니터링의 횟수가 상당히 줄어들 것이다. 대신 품질 관리의 목적으로 병원에서만 볼 수 있는 일부 기록이나 이슈의 정황을 확인하기 위한 방문이 드물게 이루어지게 된다. 이로 인해 자연스럽게 외근과 출장이 최소화되고 재택근무가 활성화된다.

한 가지 긍정적인 변화는 의뢰사 및 CRO 소속 임상시험 종사 인력의 거주 지역 선택폭이 넓어진다는 점이다. 임상시험 종사자 업계에서는 이직이 매우 보편적인 현상으로 타 직업군에 비해 직업의 정체성을 유지하면서 직장을 옮기는 빈도가 높지만 거주 지역에 대한 선택폭은 비교적 좁다. 시험기관 소속 연구진은 각 지역의 대학병원을 중심으로 전국에 거주하고 있어도 의뢰사와 CRO 소속의 임상시험 종사자는 대부분 서울 수도권에서 살 수 밖에 없다. 일부 CRO의 지방 지사나 대학병원에 직접 고용된 CRA들도 있지만 그 수가 제한적이다. 그 이유는 제약회사와 CRO 의 본사가 서울 수도권에 밀집되어 있고, 임상시험 수행 건수 역시 서울 수도권에 집중되어 있기 때문이다.

제약회사와 CRO가 없는 지역으로 거주지를 옮기는 것은 커리어의 중단이나 매우 힘든 출퇴근 생활을 의미하므로 일신상의 사유가 있더라도 거주지를 옮기기는 상당히 부담스럽다. 재택 근무의 보편화는 이러한 문제를 해소시켜 주고, 더 나아가 뒷장에서 이야기할 '임상시험 프로젝트 팀의 유동적 구성'을 가능하게 하는 바탕이 될 것이다.

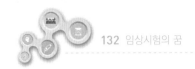

02 임상시험 프로젝트 팀의 유동적 구성

미래에는 평생 한 직장에서 정규직으로 일하는 모습은 찾아보기 어려울 것이고, 대신 단기 계약직이나 시간제 근로로 매번 새로운 일에 투입되어 다양한 직장을 거치며 일하게 될 것이라 한다.[34] 미국에서는 지금도 2년 이상의 대학 교육을 받은 사람들이 생애 평균 40년 동안 약 11번의 이직을 한다고 한다. 평생 직장의 개념이 거의 없다는 미국과 달리 한국은 직장에서의 소속감을 중시하고, 직장 선택 시 안정감을 중요한 요소로 여기는 정서가 있어 이러한 변화에 다소 저항감을 느낄 수 있다. 그렇지만 이미 한국에서도 노동 유연성이 점점 증가하고 있는 것이 사실이다.

특히 임상시험 산업에는 위와 같은 고용 방식이 더 빠르게 도입될 가능성이 있다. 왜냐하면 임상시험 자체가 프로젝트의 성격을 가지기 때문이다. 인사 부서나 총무 부서의 인원을 유동적인 고용 형태로 두기는 어렵다. 업무가 지속적, 선형적으로 이어지기 때문이다. 그러나 준비 단계와 수행 단계, 마무리 단계가 구분되는 임상시험은 상대적으로 일시적으로만 팀을 꾸려서 업무를 수행하고 흩어지는 방식으로 인력을 운용하기가 비교적 쉽다. 지금도 한 회사 내에서 특정 임상시험을 위해 프로젝트별로 인원을 꾸렸다가 사정에 따라 임상시험 도중에 혹은 시험이 끝나면 흩어져 또 다른 임상시험에 투입되는 방식으로 운영되고 있는데 이러한 방식이 회사 바깥으로까지 확장되는 것이다.

임상시험 프로젝트는 시작과 끝이 있기 때문에 여러 가지 임상시험 과제를 추진하고 있는 회사는 시기에 따라 인력이 많이 필요할 때도 있고 비교적 적게 필요할 때

---

32. 박영숙·제롬 글렌(2015), 유엔미래보고서 2045, 교보문고, 171p.

도 있다. 경영을 하는 입장에서는 업무량이 가장 많을 때를 기준으로 모든 인력을 직접 고용하기가 부담스럽지만 필요 시에는 전문 인력을 활용하고 싶다. 이러한 필요를 충족시켜 주는 방법이 CRO에의 업무 위탁이다. CRO에 임상시험을 위탁하는 것은 프로젝트 별로 외주를 주는 방식인데, 위탁만 하고 마는 것이 아니라 그 이후로도 의뢰사와 CRO 간의 지속적인 커뮤니케이션과 협력이 필요하다.

여기에서 더 나아가 앞으로는 임상시험 프로젝트 별로 단기 고용 방식이 등장하게 될 것이다. 이것은 의뢰사 또는 CRO와 임상시험 종사자 개인이 하나의 프로젝트 단위에 대해서만 계약을 맺는 것이다. 프로젝트와 인원을 관리하는 사람들의 역할에도 변화가 따르는 것은 물론이다.

이것이 실현되려면 앞 장에서 언급된 재택근무의 보편화와 외부 근무의 최소화가 전제되어야 한다. 고전적인 방식으로 사무실에 출퇴근을 하고 모니터링을 다니면서 고용 형태만 임상시험 기간 동안의 계약직이어서는 사용자에게만 편리하도록 노동력의 유연성을 높인 것일 뿐 별다른 효용이 없다. 프로젝트 별로 계약을 맺는 재택 프리랜서여야 한다.

프리랜서 CRA에 대해, 지금까지는 직장 근로자에 비하여 자유로운 삶을 원하거나 자신에게 맞는 삶의 패턴을 유지하기 위해 개인이 원한 쪽이 많았다면 앞으로는 임상시험 인력에 대한 수요의 불규칙한 증감이나 여러 운영상의 이유로 인해 고용주 쪽에서 선호하게 될 가능성이 있다.

임상시험의 진행에 있어 어려움을 주는 요인 중 하나는 담당자의 변경이다. 길게는 수년 동안 이어지는 임상시험 프로젝트 하나를 끝마칠 때까지 연구진이 여러 번씩 바뀌는 일이 상당히 흔하다. 사실 손이 바뀌는 것이 무조건 부정적인 영향만을

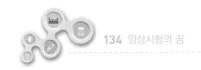

미치지는 않는다. 더 경험이 많고 능력 있는 담당자로 바뀔 수도 있고, 오랫동안 지속되어 오던 시험에서는 그간 쌓아만 두고 잘 정리하지 못했던 기본 문서들을 전체적으로 한 번 정리하게 되는 계기가 되기도 한다.

그러나 시험이 진행되어 온 세세한 이력이나 지속적인 이슈의 발생 정황, 해당 기관과의 오랜 커뮤니케이션을 통해 숙지된 노련함과 노하우까지 곧바로 다른 사람에게 이어지기는 힘들어 주요 담당자가 바뀌면 당분간 다소 어려움을 겪을 수 있다. 연구진이 변경될 때에는 임상시험 품질에 영향을 미치지 않도록 철저한 인수인계가 최선이겠으나 프로젝트별 프리랜서 계약으로 담당자 변경을 최소화하는 것도 방법이다.

의뢰사의 입장에서 임상시험 프로젝트를 위해 유동적으로 고용된 재택근무자들로 한 팀을 꾸렸을 때 사무실 근무자들과 비교하여 약점이라고 여길 수 있는 부분을 보완하기 위한 방법도 필요하다. 예를 들어 CTMS를 활용하면 각각의 인원에게 프로젝트의 세세한 타임라인과 각 시기에 이루어져야 하는 일을 동일하게 숙지시키고 고른 수준의 성과를 내도록 관리하는 데에 유용할 것이다.

이렇게 원격으로 여러 인력을 활용한 결과 효용이 있었다고 인정되면 이러한 고용방식의 보편화가 가속화되고, 필요에 따라서는 해외에 거주하는 인력도 영입이 가능해질 것이다. 개개인의 측면에서는 그 동안 축적해 온 임상시험 경험이 충분하다면 국내에서도 해외 시험기관의 데이터를 모니터하거나 해외의 임상시험 프로젝트에 참여하여 노하우를 외국의 담당자들에게 전수해주는 등 커리어를 다각화할 기회가 현재보다 더 많아지는 장점을 누릴 수 있게 될 것이다

03 유효성 평가변수로 설문지 대신 라이프 로그를

▶ 라이프 로그

매일의 생활에서 자고 일어나는 시간, 먹은 음식, 운동량과 소모한 칼로리, 체온과 맥박, 혈당수치 등 일상에서 발생되는 기록으로서, 사용자 스스로 메모, 사진, 동영상 등의 기록을 남기는 것 뿐만 아니라 위성항법장치(GPS)를 이용한 위치정보, 스마트폰이나 웨어러블 기기를 통한 생체정보, 운동량 등의 측정을 통해 정보를 체계적으로 수집할 수 있다.

임상시험에서 삶의 질을 측정하기 위해 사용되는 방법은 주로 설문지이다. 보통 일상 생활의 영역을 활동, 수면, 감정 등 대표적인 항목으로 나누거나 특정 질환과 관련하여 일정 기간 동안 전반적으로 느낀 삶의 질(QoL, Quality of Life)에 대해 지정된 시점으로부터 현재까지 회상(recall)한 기억을 바탕으로 답변하도록 하는데, 이러한 방법이 평가 도구로서의 신뢰성과 타당성을 가지고 있다는 근거들과 함께 한계점도 여전히 가지고 있다.

라이프로그 수집 기술의 발전과 보편화에 따라 임상시험에서 쓰이는 삶의 질 관련 유효성 평가 지표들도 달라지게 된다. 데이터를 수집하는 도구로서 설문지를 이용하는 대신 임상시험용 의약품 복용 전후 정해진 기간 동안의 라이프로그를 제공하는 방식으로 대체될 수 있다.

설문지의 문항마다 점수를 매기는 방식은 데이터화하기에 편리한 방법이지만 답변 시 문항에 대한 이해도, 왜곡된 기억, 감정적인 의도, 집중력, 시험자의 불명확한 안내 등 여러 상황에 영향을 받을 수 있어 대부분 보조적인 지표로 사용된다. 반면 이제는 라이프로그의 활용을 통해 임상시험용의약품을 복용하기 전과 후의 몸 상태와 일상 생활의 변화를 더 객관적으로, 정확하고 세밀하게 분석하여 신뢰성 높은 결과를 얻을 수 있다.

예를 들면 수면의 질에 얼마나 영향을 주었냐는 설문에 '매우 악화 / 악화 / 다소 악화 / 영향 없음 / 약간 좋아짐 / 좋아짐 / 매우 좋아짐' 등의 단순한 답변으로 이루어진 선택지에 체크하여 이를 점수화하던 방식 대신 라이프로그에 기록된 수면의 질을 분석하여 어떤 면에서 얼마나 더 나아졌는지 상세히 알 수 있고 신뢰성 높은 자료를 제시할 수 있다.

스마트 기기의 발달과 함께 디지털 헬스케어 기술을 임상시험에 접목하기 위한 시도들이 다방면에서 이루어지고 있다. 서울와이즈 요양병원 원장이자 글로벌 모바일 헬스케어 기술회사인 Noom의 전략 및 의학 자문을 맡고 있는 '디지털 헬스케어 전문가' 김치원 원장이 자신의 블로그(Healthcare Business)를 통해 제시한 여러 정보 중 일부를 축약하여 여기에 소개하고자 한다.[35]

●● PatientsLikeMe (www.patientslikeme.com)

같은 질병을 가진 사람들끼리 질병의 증상, 복용한 약물, 부작용에 대한 정보를 서로 공유하고자 만들어진 대표적인 환자 커뮤니티. 미국 국립보건원에서 운영하는 전 세계 임상정보 사이트인 Clinicaltrials (www.clinicaltrials.gov)와 연동하여, 환자나 대리인이 직접 올린 정보를 바탕으로 참여 가능한 임상시험의 정보를 제공받을 수 있다.

---

35. 김치원, 디지털 헬스케어 시대의 임상시험(1)~(5), 2015.10.12~28, www.chiweon.com, 2016.8.19.

●●● IBM 왓슨의 대상자 매칭 프로그램

IBM은 세계최초의 통합 협진 진료를 도입한 병원이자 2016년 U.S News & World Report에서 선정한 미국 최우수 병원 평가에서 1위를 차지한 메이요클리닉(Mayo Clinic)과 협업하여 메이요클리닉에서 수행되는 임상시험에 적합한 환자를 매칭해 주는 시스템을 2014년 9월에 시범적으로 구축하는 등 보건의료 분야에 인공지능 기술을 상용화하려는 시도를 본격화하였다.

●●● 애플(Apple)의 리서치킷(ResearchKit)

의사와 과학자들이 대상자로부터 의학적 정보 등을 쉽고 빠르게 수집할 수 있도록 만든 아이폰 전용 앱. 간단한 앱 설치만으로 이용할 수 있으며 다양한 형태의 데이터를 측정하여 의료 연구용으로 활용한다. 환자에게서 임상시험 동의서를 취득하고, 필요한 교육을 실시하고, 임상시험 전반을 원격으로 수행하게 해 준다.

지금까지 mPower(파킨슨병), Share the Journey(유방암), GlucoSuccess(당뇨병), Asthma Health(천식), MyHeart Counts(심혈관 질환), Autism and Beyound(자폐증), MoleMapper(악성 흑색종), Epiwatch(뇌전증) 등 질환 별로 다양한 리서치킷이 출시되었다. 앱을 통한 설문조사뿐만 아니라 운동능력을 측정하고, 목소리를 녹음하여 떨림 정도를 측정하고, 걷기 테스트를 통해 걸음걸이의 발란스를 측정하고(파킨슨병), 얼굴인식 비디오를 통해 감정을 분석하고(자폐증), 피부에 난 점을 동전 등 크기가 일정한 비교용 물체와 함께 시간에 따라 반복 촬영하여 점 크기의 변화를 측정하는(흑색종) 등 질병에 따라 여러 형태의 데이터를 수집하고 분석한다.

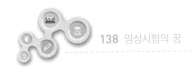

손목시계처럼 차고 있는 것 만으로 심박동수 체크, 걸음 수와 이동거리, 운동량과 칼로리 소모량 측정, 수면효율 모니터링 등이 가능한 웨어러블 헬스케어 기기 (wearable healthcare device). 스마트폰과 연동하여 메시지 확인과 알람 기능 등도 가능 하다.

2016년 10월 기준으로 Clinicaltrials에서 Fitbit을 사용하는 119건의 임상시험이 검색된다. 현재는 제품 자체의 효용성을 입증하기 위한 연구가 많지만 원격 진료 및 임상시험용으로 활용하려는 시도도 이루어지고 있다.

2011년 화이자(Pfizer)에서는 FDA의 IND 승인 하에 웹 기반(web-based)의 100% 원격 임상시험을 수행하였다('REMOTE trial' : Research on Electronic Monitoring of Overactive Bladder (OAB) Treatment Experience).

이미 기존에 허가를 받은 과민성 방광 치료제인 Detrol(Tolterodine ER)에 대한 위약대조(placebo-controlled) 임상시험으로 원격임상에서도 결과가 재현되는지 보려는 목적이었다. 미국 10개 주에서 대상자들에게 스마트폰을 나누어 주고 전용 앱에 평가 설문을 기록하는 방식으로, 등록 시와 12주차에 가까운 병원에서 혈액검사를 받도록 한 것 외 시험기관에 직접 방문하는 일정은 없었다. 임상시험용의약품의 전달은, 원래는 규정상 불가능하지만 FDA로부터 waiver(예외)를 인정받아 익일 배송 (overnight delivery)으로 대상자에게 전달되었다.

목표대상자수는 283명으로 설정되었는데, 처음에는 큰 반응을 얻어 임상시험 사이트에 무려 5157명이 등록하였지만 위약도입기(placebo run-in period)에 대상자 다이어리를 작성하게 하면서 대상자의 85%가 참여를 중단하는 등 각 단계마다 대상자 수가 빠르게 줄어들어 결국 실패로 끝났다(동의서에 서명한 대상자 456명, 스크리닝 적합 판단된 대상자 237명, 위약 도입기 과정에 118명 잔류, 무작위 배정된 대상자 18명).

비록 여러 한계점을 안고 있었지만 미래에 원격 임상을 시도하려는 사람들에게 많은 참고할만한 결과와 교훈을 남긴 시험이라고 생각된다. 이처럼 건강관리의 개념과 진료의 형태가 변화하면서 임상시험에도 새로운 평가 방식을 도입하려는 시도가 이루어져 왔고 아직은 연구 단계이지만 앞으로 꾸준한 시도와 성과가 나타날, 잠재력이 큰 분야라고 여겨진다.

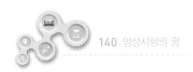

04 인공지능이 쓰는 CSR

인공지능이 작성하는 문서에 대한 관심이 높아지고 있다. 기상정보를 분석해서 날씨 기사를 스스로 써내는 일에서부터 로맨스 소설처럼 감성적인 영역에까지도 무한한 발전 가능성을 보이고 있다.

최근 주목을 끌고 있는 로봇 저널리즘[36]은 빠른 시장 성장세를 나타내고 있다. 한국과학기술정보연구원(KIST)의 KISTI 마켓리포트 인공지능 특집호(2016.06)에 따르면 로봇 저널리즘의 세계시장규모가 2014년 2억 8000만 달러(약 3200억 원)에서 2021년에는 12억 달러(약 1조 3700억 원), 국내에서만 234억 원 수준으로 성장할 것으로 전망된다고 한다. 프랑스 금융기관이자 비즈니스 뉴스 제공자인 톰슨 파이낸셜(Thomson Financial)에서는 2016년 3월부터 기업들의 분기별 실적 보고서에 대한 분석 기사를 로봇 리포터가 작성하고 있다. 평균 기사 작성 소요 시간은 단 0.3초에 불과하다.

임상시험 데이터의 수집이 완료되고 분석이 가능한 형태로 갖추어지면, 예정되어 있던 통계분석방법 대로 평가변수를 분석하고, 이를 토대로 임상시험 결과 보고서(CSR, Clinical Study Report)[37]를 작성한다. 이를 위해 DB Lock이 이루어지기 전 SAP(Statistics Analysis Plan)을 통해 데이터를 정리하여 나타낼 표(table), 그림(figure), 목록(list)의 형태가 미리 협의되어야 한다.

결과 분석 방법과 제시 방법이 미리 결정되어 있더라도 DB Lock 이후 결과 보고

---

36. 컴퓨터가 소프트웨어 또는 알고리즘에 의해 스스로 기사를 작성하는 것을 의미함
37. 임상시험에서 얻은 결과를 임상적·통계적 측면에서 통합하여 기술한 문서.

서 본문 초안이 작성되는 데에만 적어도 평균 1달 반에서 2달 이상의 시간이 소요되곤 한다. 결과 보고서의 주요 내용은 '임상시험계획서에서 계획했던 대로 시험이 수행되었고, 그 결과는 이러하고, 이를 분석하면 어떤 결론이다.' 이므로, 분석된 결과에 대해 필요 시 사람이 통찰력을 더하여 추가 기술해야 하는 부분을 일부 제외하면 분석 기사와 성격이 매우 유사하다. 그러므로 임상시험 분야 역시 로봇 저널리즘 기술을 통해 분석결과 도출 및 보고서 작성 기간을 획기적으로 단축할 수 있게 될 것으로 생각된다.

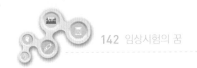

05 닥터 오퍼레이터가 있는 전문 임상시험센터의 출현

생동성 시험과 건강한 사람을 대상으로 하는 1상 임상시험을 제외하고는, 임상시험의 시험기관 연구진을 구성하기 위해 해당 목표 적응증을 다루는 진료과를 찾아간다. 고혈압 임상시험은 순환기내과, 당뇨 관련 임상시험은 내분비내과를 찾아가는 식으로 각 대상 환자군을 평소에 진료하는 과에서 임상시험을 수행한다. 한편 사람에 처음 투여되는 약물의 안전성과 약동학, 약력학적 특성, 식이영향 평가 등을 수행하는 임상시험은 주로 임상시험만을 전문적으로 수주하는 임상시험센터에서 수행된다.

미래에는 초기 임상뿐만 아니라 일부 후기 임상도 수행할 수 있는 전문 임상시험센터가 생길 가능성이 있다. 그 과정에서 임상시험만을 전문적으로 수행하는 닥터 오퍼레이터에 대한 수요가 생길 것으로 예상된다. 데이터의 발생과 수집, 분석 과정이 모두 자동화된 임상시험센터 내에서 닥터 오퍼레이터로 이루어진 연구진이 인공지능 기술을 활용하여 다양한 계통의 적응증을 대상으로 후기 임상을 수행해낸다는 구상으로서, 일반적으로 수행되는 다기관 임상시험보다는 앞서 소개한 바 있는 원격 임상시험의 관제 센터 역할을 해내기에 제격이다. 허가를 위한 임상시험에 그 역할을 국한하지 않고 스마트 바이오 헬스케어 산업에의 활용을 위한 원격 연구의 허브로서 입지를 넓힐 역량도 갖출 수 있는 모델이다.

2016년 9월 가천대학교 길병원은 국내 병원 중 최초로 암 진단을 위해 인공지능 의사인 왓슨을 도입한다고 발표하였다. 왓슨은 세계에서 가장 큰 사립 암센터 중 하나인 MSKCC 암센터에서 수련을 받았으며 수천 건의 임상데이터를 비롯하여 1500

만 페이지에 달하는 의료 정보를 학습하였고, 1초에 책 100만권을 읽는 속도로 공부할 수 있다고 한다.

왓슨은 의학적 데이터를 바탕으로 진단을 내릴 뿐만 아니라 비슷한 환자들이 어떤 치료를 받고 그 예후가 어떠하였는지에 대해 현재까지 학습한 데이터를 근거로 가장 적합한 치료 방법도 제시해준다. 환자의 상태를 빠르게 판단하고 높은 정확도의 진단을 내려 주는 인공지능 의사가 더 넓은 영역에서 활용되기를 기대하는 사람들이 많다.

실리콘밸리 IT 업계의 선구자인 비노드코슬라[38]는 2012년 한 기술 전문지와의 인터뷰에서 "미래에는 의사의 80%가 컴퓨터로 대체될 것이다."라는 발언으로 파장을 일으켰다. 반면 IBM의 최고기술책임자(CTO)인 롭하이는 "인지 컴퓨팅은 사람을 대신하기 위해 존재하는 것이 아니라, 사람이 더 나은 방식으로 삶을 영위하고 일을 할 수 있도록 탐색만 해주는 것이다."라고 하였다. 발전된 기기와 기술을 사용하여 빠르고 정확하게 환자 상태에 대한 정보를 얻어내더라도 치료 방법의 결정은 여전히 의사의 몫으로 남는다는 것이다.

인공지능이 임상시험센터로 온다면 어떻게 활용될 수 있을까. 임상시험계획서를 따라 정해진 방식으로 치료를 해 나가며 많은 대상자에게서 얻어진 데이터를 빠르고 정확하게, 포괄적으로 다루고 분석하는 면에서 인공지능의 활용도가 높을 수 있다. 다른 한편으로 임상시험은 언제까지나 사람 의사의 판단이 필요한 분야이다. 인공지능은 미리 학습된 데이터를 기반으로 판단을 내리는데 개발 중인 약물들의 경우 학습시킬 데이터가 아직 많지 않은 상태이기 때문이기도 하고, 드물게 발생하는 중대한 이상

---

38. VinodKhosla, 인도 태생의 미국인 사업가로 세계적인 벤처캐피털리스트이다.

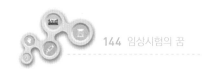

반응을 다룸에 있어서도 연구진의 면밀한 개입이 반드시 필요하기 때문이다. 그러므로 미래의 임상시험, 특히 원격 임상 분야에서는 의사와 인공지능의 효과적인 협업이 이 필요하다.

　전문 임상시험센터의 등장과 함께할 또 다른 변화는 인공지능 IDM(Independent Data Monitor)의 등장이다. 임상시험용 의약품의 유효성 평가변수로 사람이 개입하여 판단을 내려야 측정할 수 있는 변수를 사용하거나 안전성 데이터에 대한 면밀한 모니터링이 필요한 경우 시험대상자의 안전과 자료 신뢰성 증진을 위하여 독립적인 자료 모니터링 판독 위원회(IDMC, Independent Data Monitoring Committee)를 구성한다. IDMC를 통해 가급적 객관성을 저해 받지 않고 일관된 판독 결과를 얻을 수 있도록 식약처에서는 '독립적인 자료 모니터링 위원회 설립 및 운영을 위한 가이드라인(2009.9)'을 마련하였다.

　그러나 구체적인 운영 기준을 세워 연구 결과의 객관성을 유지하고자 하더라도 사람이 자료를 판독하는 데에는 한계가 있다. 자료 모니터링 위원으로서 자격이 충분하다고 하더라도 구성원 개인마다 지식과 의견이 다르고, 또한 사람이기 때문에 그날 그날의 컨디션과 모임의 분위기에 영향을 받을 수 있다. 사정에 따라 중간에 위원이 교체되기도 한다. 또한 사람의 눈은 변화량을 객관적으로 수치화 해내는 능력의 면에서 기계를 따라잡기 힘들다. 나름대로 객관화된 판독 기준을 설정하더라도 그것을 판단해내는 사람의 능력은 제한적일 수밖에 없다. 이러한 필요에 의해 인공지능 IDM에 대한 분명한 수요가 발생한다.

　인공지능이 형상을 인식하여 사물을 구별해내는 능력이 점점 발달하고 있고, 해부조직학적 형태를 세밀하게 인지해내고 그 의학적 의미를 읽어내는 능력도 상당한 수준에 이르고 있다. 객관적인 상세 수치를 제시한다는 점도 임상시험에서는 큰 장점이다. 예를 들어 A라는 물건의 표면이 B라는 물건에 비해 '색깔이 밝다.'라고 이야기할 때 사람은 약간 더 밝다. 아주 조금 더 밝다. 꽤 많이 밝다 등으로 이야기하지만 컴퓨터는 같은 조건 내에서 명도가 몇에서 몇으로 상승하였다고 정확한 수치를 제시해주므로 객관적인 판단 근거를 남길 수 있다. 의사의 눈과 숙련 정도를 단지 믿고 맡겨야 하는 게 아니라 판독 결과에 대한 근거를 각 증례마다 평가항목별로 정밀하게 수치화된 자료로 얻을 수 있다. 게다가 사람의 눈으로 보았을 때 확신을 가지고 분류하기 애매하거나 주의를 기울여도 정확히 감지해내기 어려운 미미한 변화도 컴퓨터로는 판독할 수 있으므로 더 객관적이면서도 많은 정보를 얻어낼 수 있게 된다. 뿐만 아니라 어떤 날이든지 환경이나 편견의 영향을 받지 않고 일관성과 재현성이 보장된다.

어떤 산업들은 독과점 시장 구조를 형성하고 소수의 기업만으로 대다수 고객의 필요를 충족시키고 있다. 그러한 산업의 특징은 초기 시스템 구축은 어렵지만 한 번 정착된 인프라가 대량의 수요를 소화할 수 있다는 점이다. 예를 들면 핸드폰이 생활필수품이 된 이래로 근 20년 간 3사 체계가 굳건한 통신사나 인터넷 강의를 통해 한 해에만 수료생을 몇만 명씩 배출하는 스타 강사들이 그 예이다. 인프라를 구축하는 데에는 초기 투자 비용이 많이 필요한 반면 한 번 시스템을 갖추고 나면 장기적으로 비용의 절감을 꾀할 수 있다. 전문 임상시험센터도 마찬가지이다.

혹자는 미래학자들이 이야기하는 인공지능 시대의 모습도, 이 책에서 이야기하는 임상시험 양상의 변모에 대해서도 허무맹랑한 소리라고 비웃을 지도 모른다. 아니면 불가능한 것은 아닐지라도 실제로 도입되기까지는 긴 시간이 걸릴 것이라고 생각할지도 모른다.

그러나 기술은 한 번 발전하면 퇴보하지 않는다. 지금과 같은 스마트폰이 출현하기 전 2G 핸드폰이 대부분이던 시절에도 핸드폰의 사양이 이미 상당히 발전되어 있다는 분위기였다. 기능이 충분히 다양해서 지금 있는 기능들도 다 쓰지를 못하는데 더 발전이 필요하냐는 의견들이 있었다. 스마트폰이 출시된다고 하자 몇몇 소수의 사람들만 스마트폰에 관심을 보이고 그 외 다수는 사지 않을 것이라는 말도 있었다. 그러나 미국의 시장조사기관인 스트래티지애널리틱스의 조사에 따르면 아이폰이 첫 출시된 년도인 2007년 한국의 스마트폰 보급률은 0.7%였는데 2015년에는 83%로 10년도 채 안되어 대부분의 휴대폰 시장을 스마트폰이 점유하였다고 한다. 이와 같은 빠른 변화는 앞으로 임상시험 관련 기술 시장에서도 얼마든지 일어날 수 있다.

06 Clinical Procedure Planner의 등장

다국적 제약회사들은 임상시험 관리 시스템(CTMS)의 도입으로 임상시험 데이터를 효과적으로 관리·보존·분석하고 특히 다국가 임상시험에서 전반적인 시험 일정의 계획과 진행 상황을 효율적으로 공유하고 있다고 한다. 국내에서는 2012년에 우리나라의 임상시험 글로벌 선도센터 중 하나로 선정된 서울아산병원 임상시험센터에서 CTMS를 도입하여 임상시험 정보 관리에 다각도로 활용하려는 노력을 기울이고 있다.

전통적인 방식의 모니터링에 변화를 꾀하려는 움직임도 증가하고 있다. RBM이나 중앙 모니터링 방식을 넘어서 근거 데이터의 직접 전송 방식을 도입하려는 구상과 아예 원격으로 임상시험을 하려는 시도도 이루어지고 있다. 예를 들어 혈액학, 혈액화학검사 기기를 통해 측정된 결과가 EMR 상에 자동으로 업로드 됨과 동시에 임상시험계획서에 따라 미리 지정된 수집항목들이 곧바로 eCRF로 전송되고, 담당 의사가 남긴 의학적 판단과 소견 역시 EMR과 eCRF 상에 필요에 따라 동기화되면 데이터를 일일이 CRF에 입력할 필요가 없다.

임상시험의 수행과 데이터 관리 방식이 변한다면 그 업무를 수행하는 사람들의 역할도 바뀌어야 한다. 일각에서는 임상시험 업무의 자동화에 따라 필요한 인력의 수가 줄어들 것으로 예상하고 있다. 전세계적으로 산업기술 발전에 따라 일자리 수가 감소하는 추세 속에 임상시험 산업도 영향을 받을 것이란 주장이다. 미래에 화이트칼라 노동자라도 반복적으로 처리되는 업무의 비중이 높은 직업군은 변화에 적

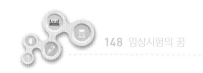

응한 소수의 인원만을 남기고 자동화 시스템이 다수 인력을 대체할 것이라 한다. 사실 이와 같은 전망은 여러 미디어를 통해 들어 이제 익숙하다. 사람의 수를 줄이기보다는 단순 작업에 쓰던 시간을 버는 대신 더 중요한 업무에 집중하고 삶의 질을 높이는 쪽으로 변화할 것이란 전망도 있다. 어떻게 되든 업무의 방식에는 크고 작은 변화가 꾸준히 일어날 것이다.

임상시험 산업 역시 노동력이 절감되는 방향으로 변화하면서 비교적 디자인이 단순하고 평가 변수를 측정하기 쉬운 임상시험부터 다수의 CRA와 CRC 없이 소수의 인원만으로도 진행이 가능하게 될 가능성이 있다. 모니터링 방식이 변함에 따라 가장 많은 변화를 겪게 될 직군은 물론 CRA이다. 지금도 일부 RBM을 도입한 곳들에서는 직접 시험기관에 가서 하는(on-site) 모니터링의 횟수가 점차 줄어들면서 중앙 모니터링을 통해 전체적인 임상시험의 진행 상황을 파악하고 리스크를 평가하여 부족한 부분들을 발견해내고 이를 바탕으로 적절한 대응을 할 수 있는 능력이 더욱 중요해지고 있다.

어떤 사람은 임상시험 근거 데이터의 직접 전송 방식이 보편화되면 CRA라는 직업이 사라질 것이라고 말하기도 한다. 그러나 새로운 기술의 도입은 새로운 직무를 필요로 한다. 고전적인 역할이 축소되는 대신 앞으로 나타날 새로운 업무 영역에 대한 예측이 필요하다.

업무가 전산화, 자동화될수록 분명 편리하지만 한편으로는 각 수행 과정들의 발생 전후 관계를 매우 중요하게 여기는 임상시험의 특성상 하나 하나의 활동에 시, 분 단위까지 정확히 남아 있는 기록이 매우 부담스럽기도 하다. 임상시험 관련 대부분의 기록을 종이로 남기던 때에는 일처리를 늦게 해도 별로 티가 나지 않았고, 바람직하지는 않지만 기록에서 일부 실수가 발견되었을 때 실제와 다른 날짜로 오기 수정을 하기도 하고 누락된 기록을 나중에 채워 넣는 일도 가능했다. 그런데 EMR 과 eCRF 상에는 모든 데이터를 입력한 시점이 정확히 기록되고 수정한 내역(audit trail)도 모두 남겨진다. 그러므로 갈수록 데이터의 발생 및 수집과 관련된 업무의 과정을 현실적으로 수행하는 데 어려운 부분이 없도록 미리 준비하는 작업이 중요해지고 있다.

앞으로 CRA와 CRC가 다소 단순한 반복 작업들에 소요하던 시간과 에너지를 크게 절약하게 되는 대신 관심을 쏟게 될 일은 무엇일까? 바로 임상시험 준비 단계에서의 임상시험 리허설(rehearsal) 또는 시뮬레이션(simulation)이다. 수정하기 어렵고 완전한 삭제가 불가능한 형태로 데이터가 발생되는 시스템 하에서 실질적인 업무가 진행됨에 따라 데이터가 실시간으로 발생되고 수집되려면 임상시험계획서에 기술된 대로, 즉 목적한 대로 업무의 흐름과 그에 따른 데이터의 발생이 현실화되는지 미리 테스트해보고 그 과정에서 감지된 문제점에 대해 반드시 사전에 대책을 강구해야 한다.

임상시험계획서 개발, IND 제출, PSV, IRB 제출, 임상시험 용역계약 등 임상시험 준비 단계를 거쳐 시험기관에서 개시 모임을 하게 되면 CRA가 임상시험계획서의 전반적인 내용 소개와 함께 eCRF 작성 방법, 안전성정보 보고 방법, 시험 특이적인 검사의 매뉴얼 등에 대하여 연구진에게 교육을 한다. 그 후 다시 시험기관에 방문하게 되는 시점은 보통 첫 대상자의 첫 방문이 이루어지고 난 이후이다.

종종 시험기관의 정책이나 방침, 시설, 보유한 기기, 인력 등으로 인해 임상시험의 일부 과정을 계획된 대로 진행하기에 현실적인 어려움이 있다는 사실을 개시 이후에 인지하게 되곤 한다. 초반에 시험대상자가 한두 명 정도 등록되어 임상시험이 실제로 진행된 후에야 문제점을 깨닫고 바꾸려 한다. 하지만 그 원인이 당장의 노력으로 바꾸기가 어려운 병원 내 시스템적인 문제이거나 해당 연구진이 익숙하게 일해 온 방식과 관련되어 있으면 알면서도 어찌하기 어려워 문제를 끝까지 안고 시험을 끌고 가거나, 나중에 IRB에 다음에는 재발하지 않도록 주의하겠다는 다소 형식적인 보고를 하고 마무리 짓게 된다. 이미 상황이 벌어진 후에 열심히 기록으로 남기고 보고하여도 지나간 일에 대한 사후 수습이다.

DM 담당 CRO 혹은 부서에서는 DB Lock 전에 통계분석계획서(SAP, Statistical Analysis Plan)를 통해 통계분석방법을 미리 계획해두고, 결과 제시를 위해 나타낼 표(dummy table)의 형태도 미리 준비하고, 실제보다 적은 양의 데이터를 가지고 모의로 분석을 미리 시행해본다(dry run). 이렇게 하면 실제 임상시험의 데이터 수집이 마무리된 후 시간을 많이 지연하지 않고 미리 논의된 방식대로 통계분석을 수행하고 결과를 제시할 수 있다. 영화의 액션 장면 촬영을 위해 합을 맞추는 사전 연습이나 콘서트 전의 리허설과 유사하다.

미래에는 임상시험 수행을 위해서도 리허설이 필요해진다. 시험대상자 1명을 가상으로 설정하고 동의서 취득에서부터 모든 검사와 임상시험용 의약품의 처방과 불출과 반납 과정을 포함하여 가상의 근거 데이터, 즉 더미 임상시험 데이터(dummay clinical data)를 생성해보고, 데이터가 수집되고 전송되는 과정을 미리 살펴 문제가 발생될 소지가 있는지 시뮬레이션 하는 것이다. 지금도 유능한 CRC들은 연구를 본격적으로 시작하기 전 환자가 왔다고 생각하고 접수 과정에서부터 진료, 검사, 설문지 작성, 임상시험용 의약품 처방, 교통비 지급 등 임상시험 수행 과정과 환자의 이동 경로를 머릿속에 그려보고 특별히 신경 써야 할 부분이 있는지 미리 생각하여 대비한다. 임상시험에 대한 리허설은 이러한 과정에 더하여 모든 데이터의 형태와 발생 지점 및 시점과 수집 경로 등을 더하는 개념이다.

이 과정에서 기관 특이적인 모든 환경들이 임상시험계획서대로 시험을 수행하기에 어긋남이 없고 시스템상 어려움을 유발하는 점이 없는지, 'SDA(Source Document Agreement)'의 내용이 실제와 일치되게 설정되었는지 등을 살펴 보고, 연구에 사용될 기기와 솔루션의 사용 방법을 교육하고, 실제 수행 방식을 명확히 확인하는 동시에 더미 임상시험 데이터의 내용에 대해서도 GCP 상 문제 요소가 없는지 검토하여 충분한 루틴(routine)을 만들어 두어야 한다. 더미 임상시험 데이터를 만들어보는 연습은 실제 상황에서 오류가 발생할 가능성을 현저히 감소시킬 수 있는 방법이다.

이러한 과정에 중점적으로 관여하여 시험기관 연구진의 임상시험 준비를 돕고 더미 임상시험 데이터를 모니터링하여 사전에 리스크를 감지해내고 관련하여 헬프 데스크(help-desk) 역할을 할 담당자가 필요한데, 편의상 이 역할을 CPP(Clinical Procedure Planner)라고 부르고자 한다. 임상시험 직접 모니터링이 축소되고 데이터 수집 방식이 자동화되어 모든 수행 항목별 시점 기록이 더 명확히 남겨지게 될수록 임상시험의 정확한 수행을 준비하기 위한 CPP의 역할이 중요해진다. CPP는 새로운 업무 영역으로 볼 수도 있고 기존의 CRA, CRC와 CDA(Clinical Data Associate)의 일부 업무가 변형된 것으로 볼 수도 있다. 의뢰사뿐만 아니라 시험기관 연구진 중에서도, DM 관련 담당자들 중에서도 이 과정에 대응할 역할이 필요하다.

바쁜 연구진을 데리고 예행 연습까지 해 보라니 정신 나간 소리라고 할 수도 있겠다. 그러나 업무 자동화가 진행될수록 업무가 편리해지는 동시에 일면으로는 사후에 문제를 수습할 기회가 적어지고, 실제로는 적절치 못하게 수행되었는데 단지 점검자의 눈에 걸리지 않고 넘어가는 요행을 기대하기 어려워진다.

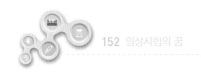

현장이 바뀌면 점검의 방식과 중점 사항도 변한다. 동의서와 워크시트 위에서 시간을 소요하던 점검자의 눈은 감사추적(audit trail) 기록으로 더 많이 옮겨갈 것이다. 그러므로 초반에 준비를 잘 해두어야 한다. 발생 가능한 리스크가 가급적 임상시험 전에 논의되고 미리 방지될수록 좋다.

임상시험 전 연습 과정에는 계획서에 기술된 항목 외에도 연구진의 역량을 높이기 위해 IRB 심의 의뢰, 기타 보고 등 연구 진행에 필요한 여러 과정을 가상으로 설정하여 연구자가 이를 진행해볼 수 있도록 교육하는 과정이 포함될 수 있다. 실제 상황에서 업무가 수월하게 진행되도록 사전에 연습하는 것이다. 이와 같은 준비 과정은 마치 튼튼하게 잘 닦아둔 관개 수로를 따라 물이 일정하게 흘러가고 적절히 배치된 톱니바퀴가 서로 맞물려 돌아가듯이 임상시험이 잘 진행되도록 도울 것이다.

07 임상시험 약국의 변화

약국 자동화 관련 기술들은 이미 실현되어 보급되고 있다. 미국에서는 여러 대학 병원뿐만 아니라 지역 약국들에도 로봇을 이용한 자동화 시스템이 도입되고 있다. 우리나라에서도 약국 자동화 분야의 선도 기업으로 알려진 크레템이 2016년 대구시 와 중국 파트너사인 DIH로부터 투자를 받아 크레템의 본사 및 제조공장과 중국 베 이징에 있던 DIH의 약국 자동화 연구센터를 대구 연구개발특구로 이전하고 해당 분야의 연구 및 생산 기지를 구축할 계획을 밝히는 등 수년 내로 약국 자동화 장비 의 보급이 본격화될 전망이라고 한다.

필요에 따라 약국 업무의 부분 또는 전체에 로봇을 이용할 수 있다. 현재 사용되 고 있는 대표적인 약국 자동화 로봇의 종류와 역할은 다음과 같다.

●●● Pillpick System (Swisslog)

2010년에 미국 UCSF(University of California San Francisco Medical Center)의 약 국에 전격 도입되어 주목을 받은 로봇으로 전자동 포장기능과 불출, 재고관리 기 능이 있다. 의사가 전산으로 내린 처방에 따라 해당되는 정제나 캡슐을 찾아 하 나 하나 들어올려 약 봉투에 포장한다. 조제 중 파손된 약이 인지되면 즉시 폐기 한다. 봉투 겉면에 환자 정보, 복약 관련 정보 등을 담은 바코드가 인쇄된다. 반납 된 약봉투를 넣으면 겉면 바코드를 인식하여 재고 관리내역에 반영한다. 2015년 기준 미국 내 20개 이상의 대학병원에 도입되었다.

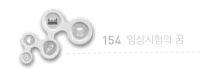

APOTECA Chemo (loccioni AEA Srl.)

고위험 약물인 항암 주사제를 조제하는 로봇으로 수작업 조제 방식에 비해 뛰어나고 안전한 조제 능력을 가지고 있다. 조제 생산 효율을 극대화하였을 뿐만 아니라 병원의 시스템과의 인터페이스를 통한 자동 조제, 헤파필터(HEPA Filter, High Efficiency Particulate Air Filter)를 이용한 청정 조제 환경 구현, 바코드 검증 시스템을 통한 조제 오류 예방 등 장비의 우수성이 입증되어 12개국 30여 개 병원에 설치되어 운영되고 있다(케어캠프㈜ 제공)

사람이 조제하면 위생안전상의 문제로 인해 한 바이알(vial)에서 한 번만 주사기로 채취하고 남은 양을 버려야 하는 약들도 조제로봇을 이용하면 더 큰 바이알에서 안전하게 수 차례씩 수득이 가능하여 비싼 약물일수록 비용 절감 효과가 크다.

MedEx (Aethon)

약품 운반 로봇으로, 약국에서 환자가 있는 병동으로 약물을 운반한다. 약품의 이동 경로와 불출자에 대한 기록이 남는다. 도착 알림 기능이 있고, 인수자가 지문 인식이나 비밀번호 입력으로 로봇 안의 약품 상자를 열 수 있다. 로봇 스스로 장애물을 비켜 가고 엘리베이터도 스스로 탑승하고 내릴 수 있다.

Panasonic사의 HOSPI 역시 이와 비슷한 약품 및 샘플 운반용 로봇이다. 약품을 손상이나 분실 없이 건물 내 혹은 연결된 건물의 목표 지점으로 운반할 수 있으며 ID card를 지닌 사람만 HOSPI의 내용물에 접근할 수 있다.

임상시험에서 임상시험용 의약품이 불출 및 반납되는 과정은 개략적으로 다음과 같다.

임상시험용 의약품이 배송되어 약국 내의 보관시설에 입고(인수증 내역과 실물을 대조 확인하는 작업 필요) → 전산 또는 수기 처방전 내역을 확인 → 시험대상자에게 임상시험용 의약품을 직접 불출 또는 다른 연구진에게 인계(필요 시 조제 과정 있음). → 반납된 약(포장)을 확인 → 추후 반납약 및 남은 재고를 의뢰사로 반납(반납증 내역과 실물을 대조 확인하는 작업 필요)

(* IP의 입고, 불출, 반납, 의뢰사로의 반납 시 전체 재고관리 내역 및 각 시험대상자에의 불출 및 반납 내역에 대하여 로그를 작성.)

실상 임상시험에서의 약국 업무 자동화를 위한 기술들이 모두 개발되어 있다고 볼 수 있다. 약국 자동화 로봇들은 오류 발생률도 매우 낮다. UCSF에서는 약국에서 근무하는 인공지능 로봇이 2010년 10월에 도입되어 2011년 3월경까지 약 35만 건의 처방약을 조제하면서 단 한 건의 오류도 일으키지 않았다고 밝혔다.

대개 임상약국은 한 대학병원 내 한군데씩 뿐이고 임상약국이 없는 곳에서는 부득이하게 외래환자들이 이용하는 약국에서 임상시험용 의약품도 불출한다. 한 병원 내에서 수행되는 모든 임상시험의 임상시험용 의약품이 한 곳에서 불출 관리되다 보니 업무가 바빠진다. 처방전 관리와 재고기록 관리, 각 시험대상자 별 불출 및 반납 기록 등 매번 관련 기록이 작성되어야 한다. 또한 불출 및 반납 시 임상시험용 의약품의 라벨을 확인하고, 대상자에게 복약 지도를 하고, 보관 조건에 따라 약품 저장 공간 내 적절히 보관해 두는 등의 작업을 필요로 한다.

요즘에는 임상약국에도 자동화된 불출 기록 시스템을 도입하여 직접 로그지에 수기 기록을 남기지 않아도 되는 방식을 갖춘 곳도 있고, IWRS(Interactive Web Response

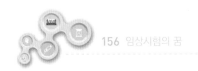

System) 내에서 무작위 배정에 따른 임상약 코드 배정뿐만 아니라 불출 및 반납과 재고 기록 관리가 이루어져 약사가 수기 로그지를 작성하는 대신 시스템에 접속하여 불출 기록을 하고 전자 서명을 남기는 등 임상약국 업무의 일부가 전산화되었지만 여전히 기록만 종이로 발생되지 않을 뿐 사람의 확인 작업을 필요로 하고 있다.

만일 우리나라에서도 대학병원 약국에 자동화 로봇을 도입하게 되면 투약 전 별도의 조제 과정을 요하는 경우를 제외하고는 입고된 임상시험용 의약품을 약국에서 보유하고 있는 약 목록 중의 하나로 시스템에 인식시켜 놓고 임상시험에 활용할 수 있을 것으로 생각된다. 특별한 예외 상황이 아니라면 각 과정에서 필요한 기록들역시 수기로 작성할 필요 없이 자동으로 발생될 것이다.

아울러 임상시험에서의 약국 자동화가 진행되어도 전반적인 관리·감독 역할과예외적인 상황에 대한 대처 방안의 강구가 여전히 필요할 것이다. 기기 오작동, 이미불출된 약의 파손이나 분실 등으로 인한 재처방 및 재불출, 불출된 의약품에는 문제가 없으나 다른 사유로 인해 투약되지 않고 반납된 경우 등 몇몇 예외적인 상황에서 그에 대한 근거 기록을 적절히 남길 수 있는 방법도 마련되어야 한다. 이러한 면에서의 대비가 이루어진다면 전반적으로 임상 약국의 업무 자동화를 통해 관련 업무에 소요되는 시간과 비용을 획기적으로 줄일 수 있을 것으로 기대된다.

08 약물감시 시스템의 변화

우리나라는 '의약품 등 안전성 정보 관리 규정(식품의약품안전처 고시 제2014-97호, 2014.2.20 개정)'에 따라 시판 중인 의약품의 투여·사용 중 알게 된 정보와 신약 등의 재심사를 위한 시판 후 조사에서 수집된 정보 등 약물유해반응을 수집하고 있다.

중대한 약물유해반응은 이를 알게 된 날로부터 15일 이내 의약품안전관리원장에게 신속히 보고해야 하고, 그 외 중대하지 않은 약물유해반응은 매 분기 종료 후 1개월 이내 의약품안전관리원장에게 정기 보고해야 한다. 이를 위해 각 제약사에서는 보유하고 있는 의약품 품목에 대한 유해사례를 수집 및 보고하고 관리하기 위해 약물감시(PV, pharmacovigilance) 담당자 또는 담당 부서를 두고 있다.

의약품 유해사례는 2015년 1/4분기에만 3만 9248건이 집계될 정도로 많은 보고가 이루어지고 있다. 그런데 식약처 국정감사를 위한 제출자료 분석 결과 2014년 말까지만 해도 의약품 유해사례에 대해 현황 파악과 분석이 제대로 이루어지지 않았다는 평이 있었다. 특히 '중대한 유해사례보고 처리 기본 원칙'상 일별, 주별, 월별로 검토하도록 되어 있는 중대한 유해사례 처리도 1년에 1번 정도만 이루어지는 등 그 동안 한 해 평균 14,000건 이상의 유해사례가 자발적으로 보고되었는데도 이에 대한 체계적이고 적극적인 조치가 매우 부족했다는 지적이었다.

보고만 열심히 시켜 놓고 수집된 정보를 들여다보지는 않았냐는 질책이 나올 법한 대목이지만 한정된 인원으로 위와 같은 방대한 양의 자료를 제때에 처리하여 의미 있는 정보를 얻어내기에는 원체 한계가 있었을 것이다.

그러나 앞으로는 달라진 모습을 보일 것으로 기대된다. 2013년 한국정보화진흥원에서는 한국의약품안전관리원이 보유한 유해사례 데이터와 온라인 상의 블로그, 까페 등을 통해 수집된 빅데이터를 활용하여 의약품 부작용, 부작용이 의심되는 정보 등을 수집하고 분석해 유의 의약품에 대한 조기 경보를 발행하는 '빅데이터 기반의 의약품 안전성 조기 경보 서비스'를 구축하겠다고 발표했다. 이를 통해 약물 부작용 및 오남용 사례를 조기에 알아내고 빠른 조치를 취해 사회경제적 손실을 최소화하려는 목적이다.

이와 관련하여 제30회 국회 바이오경제포럼(2016.10.24)에서 서울대 의대 김주한 교수는 미국 FDA의 새로운 약물감시체계인 센티넬(Sentinel Initiative[39])을 소개하며 "의약품 안전관리 시스템이 기존의 대응적, 수동적 감시체계에서 선제적, 능동적 감시체계로 전환되고 있다"고 이야기하고 빅 데이터와 인공지능 기반의 약물감시 시스템 구축을 변화의 방향으로 제시했다. 유해사례 발생 후에 보고자료를 받는 방식에서 나아가 실시간으로 이루어지는 예방적인 감시 체계가 필요하다는 설명이다.

의약품 안전성 조기 경보 서비스에는 자연어 처리 기술[40]을 이용한 텍스트 마이닝[41] 기법이 사용될 것이라고 한다. 자발적 신고에 의존하지 않고 자연어를 처리하는 인공지능을 이용해 데이터를 자동적으로 수집하고 분석하여 부작용 발생에 조기 대응한다는 계획이다.

---

39. 의약품, 백신, 생물학적제제 등 FDA 인증대상 품목의 안전성을 모니터하여 리스크를 선제적으로 관리하기 위해 구축한 국가 전산 시스템으로, 2008년 5월에 개시되었다. 센티넬 시스템은 FDA와 협력센터(coordinating center) 및 대학병원, 보험회사, 보건의료체계 등으로 이루어진 데이터 파트너(data partners)로 구성되어 있다. 시판 전후 약물 등의 안전성과 관련하여 의문점이 발생했을 때 FDA가 협력센터를 통해 질의를 전달하면 데이터 파트너가 전자건강기록(EHR), 보험청구자료 등 수많은 데이터를 활용하여 관련 정보를 분석하고, 협력센터가 이를 검토하고 종합하여 다시 FDA로 전달한다. 사생활 보호를 위해 개인식별정보는 전달되지 않는다.
40. 컴퓨터를 이용하여 사람 언어의 이해, 생성 및 분석을 다루는 인공 지능 기술(IT 용어사전).
41. 많은 데이터 가운데 숨겨져 있는 유용한 상관관계를 발견하여, 미래에 실행 가능한 정보를 추출해 내고 의사 결정에 이용하는 과정을 말한다. (두산백과)

지금은 자연어 처리 기술에 대해 일전에 경험해보았던 인터넷 인공지능 채팅이나 핸드폰 심심풀이 서비스 정도의 수준을 생각하고 실제 사람이 사용하는 언어와는 달리 어딘가 확실히 어색하고 말을 이해하는 능력이 부족할 것이라고 생각하는 사람들도 많다.

그러나 2014년 영국의 케빈 워릭 교수가 진행한 튜링 테스트에서 유진 구스트만이라는 이름의 인공지능이 이를 통과한 이래, 일부 학자들은 유진 구스트만과 같이 한계를 설정하지 않은, 진정한 의미의 튜링 테스트[42]를 통과한 컴퓨터가 빠르면 2029년에 등장할 것이라고 예측하였다.[43]

반드시 수집되어야 하는 특정 항목들을 인식시켜 놓고 대화나 전자 문서 리딩(reading)을 통해 얻은 정보를 정형화된 양식으로 수집하여 즉각 데이터베이스화 할 수 있는 인공지능이 개발된다면 매우 다양한 곳에 응용될 수 있다. 정확성 측면에서나 비용 면에서 충분히 활용할 만 하다는 판단이 들게 되면 의약품 안전성 정보 관리 분야를 포함하여 사회 곳곳에서 상용화될 것이다.

현재 빠른 발전 속도를 보이고 있는 자연어 처리 기술에 기반한 빅데이터의 활용이 의약품 안전성 관리 분야에서 어느 정도의 효용성을 보일지 귀추가 주목된다.

---

42. 대상자가 심사위원들과 각 5분씩 컴퓨터 채팅을 진행하며 대화를 자유롭게 주고받는 것이다. 그 과정에서 인간인지 컴퓨터인지를 명확하게 구별할 수 없을 경우 컴퓨터가 인간의 지능을 가진 것으로 판정한다. 최종적으로 30% 이상의 심사위원이 인공지능임을 맞추지 못하면 테스트를 통과했다고 인정한다. 유진 구스트만은 심사위원의 33%를 속여서 테스트를 통과했는데, 대화가 어색해도 넘어가도록 하기 위한 조건으로 영어가 모국어가 아닌 13세 소년으로 설정되었다. (박영숙·제롬 글렌(2015), 유엔미래보고서 2045, 교보문고, 131p)
43. 박영숙·제롬 글렌(2015), 유엔미래보고서 2045, 교보문고, 130~132p.

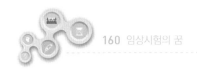

09 변화는 언제나 천천히 빠르게 일어난다.

영화 찰리와 초콜릿 공장에서 찰리의 아버지는 치약 공장에서 치약 뚜껑을 닫는 일을 하고 있었다. 간혹 불량품 뚜껑이 발생하면 이를 걸러내고 아들이 장난감으로 가지고 놀 수 있도록 가져다 주기도 하였다. 찰리의 아버지 옆에는 똑같은 일을 하는 수 많은 동료들이 있었다. 그러다가 공장에 치약 뚜껑을 닫는 로봇을 들여오게 되면서 찰리의 아버지는 다른 많은 동료들과 함께 하루아침에 해고를 당한다.

치약 뚜껑을 닫는 로봇을 들여오기 바로 전날까지도 찰리의 아버지와 동료들은 모두 공장에서 평소와 다름없이 일을 하고 있었다. 많은 사람들이 처음 스마트폰을 개통하기 전날까지 2G 폰을 사용하고 있었고, 알파고가 이세돌에게 승리하기 직전 날까지도 복잡한 사고과정과 직관력을 필요로 하는 게임에서 설마 기계가 사람을 이길 수 있겠냐는 예측들이 많았다.

사실 그 '변화의 날' 한참 이전부터 이미 누군가는 로봇 한 대가 100여명 노동자의 작업을 대신 해내는 장면을, 사람들이 스마트폰으로 많은 것을 해내는 세상을, 자가 학습 능력을 지닌 인공지능을 상상했고 어디에선가 철저한 고민과 개발이 이루어지고 있었지만 그 동안은 겉으로 드러나지 않았다.

그러나 일단 가시적인 결과물이 나타난 후 인정을 받게 되는 데에는 생각보다 오랜 시간이 걸리지 않았다. 어떠한 분야에서든지 변화의 물결이 일어났을 때 계속 기존의 방법을 고수하는 사람들이 일부 남아있겠지만, 전반적으로는 옛날 방식에서 새로운 방식으로 갑자기 바뀌게 될 수 있다는 것이다.

이 책에서 기술한 내용들이 모두 이루어지게 되더라도, 그 또한 나중에는 기술의 발전에 따라 다시 변화하고 사라지게 될 지도 모른다. 새로운 기술이 훨씬 편리하면서도 합리적인 가격에, 또는 이전의 방식보다 더 저렴한 가격에 공급될 경우 모든 것은 빠르게 변하게 되어 있다. 지금은 어쩌면 찰리의 아버지와 동료들이 여느 때와 다름 없는 일상을 보내던, 그 뚜껑 닫는 기계를 공장 안으로 들여오기 직전날일지도 모른다.

우리도 머지 않은 미래에 같은 자리에서 변화된 역할을 맞이할 준비가 되어 있어야 한다. 지금과 같은 '과도기'에는 더 나은 상태로의 끊임없는 고민과 근본적인 개선의 노력이 필요하다. 영화의 끝에 찰리의 아버지는 같은 공장에 재취업을 한다. 장소는 같지만 이전과 같이 직접 뚜껑을 닫는 사람으로서가 아니라, 바로 그 뚜껑 닫는 로봇을 관리하는 기술자로서 새로운 역할을 맡았다. 이 장면은 우리에게 시사하는 바가 크다.

한국이 오늘날 핫(hot)한 임상시험의 장임에는 의심의 여지가 없다. 미래에 국제적으로 임상시험 산업의 변화를 선도할 잠재력도 엿보인다. 아무쪼록 앞으로도 우리나라의 임상시험 산업에 대하여 많은 논의와 긍정적인 변화가 이루어지기를 바라며 부족한 글을 마친다.

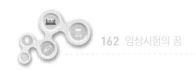
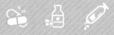

맺는 말 >>>

임상시험, 뭣이 중헌디!

흔히들 신약개발을 제약산업의 꽃이라 부른다. 성공한 신약 1개의 가치가 자동차 300만대를 수출한 것과 같다며 그 경제적 효과를 강조하기도 한다. 그러나 신약 개발에 관심을 가지고 임상시험을 많이 한다고 해서 비례하여 성과가 나오지는 않는다. 이곳은 소위 말하는 '양치기'가 안 먹히는 분야이다.

물질 탐색에서부터 제품 출시까지 신약 개발에는 평균적으로 10년이상의 개발 기간이 필요하고, 개발 성공 확률도 낮다. 미국 바이오협회에서 임상시험정보업체 Biomedtracker의 데이터를 통해 2006년부터 2015년까지 FDA 승인을 받아 진행된 총 9985건의 임상시험 자료를 분석한 결과 임상 1상에 진입한 물질이 최종 허가를 득하기까지의 개발 성공률은 약 9.6%였다고 한다(임상 1상 통과율 63.2%, 2상 30.7%, 3상 58.1%, 이후 신약승인 신청이나 생물의약품 허가과정 85.3%).

이제 겨우 동물실험을 마친 물질로 1상 임상시험을 진행해도 좋다는 식약처의 IND 승인을 받았다는 소식에서부터 1상 임상시험을 마치고 2상 임상시험에 진입한다는 소식, 3상 임상시험의 IND 승인 소식 등이 하나 하나 기사화 된다. 아직은 최종 허가까지 가야 할 길이 한참 남았고 성공 여부도 불확실한데 마치 어떤 질병을 획기적으로 치료할 수 있는 새로운 문이 곧 열릴 것처럼 홍보하고, 그런 소식들에 주식시장이 영향을 받곤 한다.

'0000억원 규모의 기술 수출을 이루어냈다.' 라는 말의 의미는 어떤 물질을 개발하다가 그 물질을 계속 개발할 권리를 다른 회사에 팔았고, 모든 과정을 다 통과하여 시판까지 성공했을 때 개발사가 받을 총 금액이 그만큼이라는 의미다. 아직 그 물질은 개발 도중 실패할 확률이 얼마든지 있다. 최종적으로는 성공하게 되더라도 지금부터 최소 수 년 간의 시간이 더 필요하고, 우여곡절 끝에 시장에 나와도 모두 블록버스터 약물이 되지는 못한다.

그럼에도 불구하고 신약개발과 관련하여 새로운 소식이 알려지면 당장 내일이라도 잭팟이 터질 것처럼 주식시장이 뜨겁게 반응하며 들뜬 분위기의 뉴스 기사가 오르내린다. 그러다가 이슈가 되었던 약물의 개발을 중단하게 되었다는 소식이 들리면 다시 주가가 요동치며 임상시험에 대한 부정적인 시각이 주목 받는다. 임상시험에 대한 미디어의 반응은 롤러코스터 같아서, 신약개발 성공의 가능성이 보일 때는 국가적 영웅, 신화 스토리의 주인공을 만들었다가, 좋지 않은 결과를 내면 마치 믿었던 친구에게 배신이라도 당한 듯 급속히 냉랭하게 돌아선다.

제약 선진국인 미국에서도 임상시험 단계에 진입한 물질 10가지 중 1개를 성공시키기가 어려울 정도로 신약개발 분야는 오랫동안 성공보다는 실패가 훨씬 많았던 곳이다. 현실이 이러한데도 과도하게 기대를 걸고 실패를 용인하지 않으려 하면 필시 부작용이 따른다.

1년만 지나도 매번 새로운 제품이 출시되곤 하는 IT 업계와는 달리 이제까지 국내 제약 업계의 실질적인 성적표는 다소 초라하다. 1999년 첫 국내 개발 신약인 SK케미

칼의 '선플라주'가 출시된 이후로 2016년 5월에 등장한 한미약품의 '올리타정'까지 국내 개발 신약은 총 27개이지만(2016년 10월을 기준으로) 실제로 생산되고 있는 약물은 총 22개이다. 5개는 화려하게 등장했지만 소리 소문 없이 사라졌거나 생산실적이 없거나 품목 취하되었다.

남은 22개 중 6개는 2015년 기준 연 생산금액이 5억 원대 이하에 머물렀다. 2015년 생산금액 100억 원 이상을 달성한 국내 신약은 6종뿐으로, 1위인 카나브정(394억 원)과 2위인 리아백스주(267억원)를 제외하고는 200억 원대 이하였다. 2016년에는 LG생명과학의 제미글로(단일제와 복합제 포함)가 국산신약 사상 처음으로 연 매출 500억원 이상을 달성하는 기록을 세우며 1위를 차지하였다.

일각에서는 신약 하나를 성공적으로 개발하면 20년간 독점적 권리를 누리며 연간 4000억~11조 원의 수익을 올린다며 제약산업에의 투자 유치 분위기를 촉구하지만 객관적인 성과 지표를 냉정하게 들여다볼 필요가 있다. 앞서 말한 대로 신약의 경제 효과를 강조할 때 자주 언급되는 '자동차 300만대'라는 말은 1998년 화이자가 개발한 발기부전 치료제 '비아그라'가 시판 1년 만에 당시 자동차 300만대 생산 효과와 맞먹는 7억 8800만 달러를 벌어들였을 때부터 회자되기 시작했다. 말하자면 우리나라에서 오랜 시간과 비용을 들여 시판까지 다다랐던 신약들도 '자동차 300만대'라는 그 규모의 50분의 1의 효과도 내기가 어려웠다는 말이다. 열심히 정진하다 보면 성공을 이룰 날이 온다는 믿음이 필요하지만 작금의 분위기는 성급히 '한 방'이 나오기만을 기다리는 것 같다.

돌이켜보면 길고 지난했던 우리나라 제약 역사에서 발전의 기반을 만들고 크고 작은 성과를 꾸준히 이어나간 품목들은 단꿈 속에 밀어부친 혈기가 아닌 철저한 현실 감각에 기반하여 탄생했다. 산에 오르기 위해 한 방의 제자리 높이뛰기가 아니라 발에 닿는 한 걸음을 꾸준히 내딛어야 함을 아는 것이 현실 감각이다.

2016년 한국 제약 역사상 가장 두드러진 성과를 낸 셀트리온의 램시마는 단일 품목으로 해외 누적 수출액 1조원을 달성하는 쾌거를 보여 주었다. 바이오의약품의 복제약인 바이오시밀러는 합성의약품의 복제약인 제네릭 의약품에 비해 개발과 허가 승인 과정이 오래 걸리고 다난하지만, 성공한 오리지널 의약품을 모델로 하므로 적어도 지금 만들고 있는 이것이 체내에서 어떤 역할을 할지에 대해 낮은 확률의 안개 속을 막연히 헤매는 불확실성을 줄일 수 있었다.

바이오시밀러는 생산 시설과 기술을 갖추기가 어려워 제네릭 의약품처럼 경쟁약물이 한꺼번에 쏟아져나올 염려도 없고, 개발에 성공한 후에는 많은 경쟁사 없이 오리지널 약물만을 상대로 상대적으로 저렴한 비용을 무기로 하여 시장을 차지할 수 있다는 확실한 비전이 있었다. 개발 과정 중 주식 시장에서 공매도 세력에 시달리는 등 연구 외적인 부분을 타파해나가기가 쉽지 않았지만 그럼에도 불구하고 최종적으로 성공한 비결을 찾자면 과감한 투자와 뚝심에 더하여 '될 일'을 알아 본 현실 감각을 꼽고 싶다.

보건복지부는 2016년 9월에 '보건산업 종합발전전략(2016~2020)'의 일환으로 미국 식품의약국(FDA) 허가를 받은 글로벌 신약을 현재 3개에서 2020년까지 17개로 키운다는 목표를 세웠다. 실질적으로 지금부터 약 3년의 시간밖에 남지 않은 상황에서 실현 가능성이 낮아지고 있다.

임상시험과 관련하여 지적되는 많은 문제점들이 사람과 돈의 가치가 전도되어 일어난다. 시험대상자들 중 일부는 무리하게 임상시험에 지원하거나 제약회사를 속이고 거짓으로 임상시험을 수행한다. 자신의 몸을 수단으로 돈을 벌려고 하기 때문이

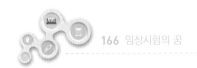

다. 제약 산업을 발전시키겠다는 정부의 의지와 계획에 불과 수년 내 많은 가시적 결과를 내도록 만들겠다는 성급함이 엿보이는 것도 지나치게 경제적 가치에 집중하여 단기적 성과를 바라기 때문이다.

과학적으로는 가능성이 분명히 존재하는 곳이라도 여러 이해관계자들과 지나친 관심과 성과주의가 뒤엉키면 어디선가 탈이 나게 마련이다. 우리는 황우석 박사의 교훈을 잊어서는 안 된다. 제약산업은 도박장이 아니다. 제약 시장을 곧 잭팟이 터질 것 같은 열기 어린 눈빛으로 보지 말고, 충분한 이해를 바탕으로 차분히 지켜보면서 산업계 안팎의 인식이 적절히 정상화되었으면 한다.

한국, 특히 서울은 세계에서 임상시험이 가장 많이 이루어지는 곳이고, 어찌되었든 우리나라에서 이루어지는 임상시험의 잠재적인 시험대상자는 우리나라 국민들이다. 지금처럼 임상시험에 대한 인식과 의식이 바르게 자리 잡지 않은 환경에서 "경제 논리만을 내세워 위험성이 큰 임상시험으로 국민들을 내몬다."라는 오해를 사는 것도, 개발 단계 중에 있는 약물의 임상시험 관련 소식에 필요 이상으로 떠들썩해지는 것도 반성이 필요한 대목이다.

아무리 오랜 시간이 흘러도 제약산업의 올바른 철학은 "돈을 이만큼이나 쏟아 붓고 새로운 기전의 신약을 성공시켜서 멋지게 글로벌 진출을 해내겠다."가 아니라 "안전하고 효과 좋은 약을 만들고 합리적인 가격에 공급하여 건강을 증진하고 생명을 연장시키는 데 기여한다."이다.

'제네릭(Generic) 따위나 만들지 말고 글로벌 신약을 개발해야 진짜지.'라는 생각도 겉멋이고 오만에 불과하다. 환자 입장에서는 오리지널 약물이든 제네릭 의약품이든 새로 나온 신약이든 부작용 없이 나의 병을 낫게 해주고 건강하게 살도록 도와주는 약이 최고다. 병원에서 처방 받은 약보다 식이 조절이나 민간요법이 나에게 더 좋았다면 그것을 택한다. 그리고 비슷한 효과면 저렴한 약을 찾는다. 약을 개발하는 사람들도 이러한 환자의 마음을 헤아려야 한다. 그래야 우여곡절 끝에 임상 단계까지 다다랐다고 해서 달리는 호랑이 등에 탄 것처럼 맹목적으로 달리지 않을 수 있다.

결국 약을 만들려는 이유는 사람의 건강을 증진하고 생명을 연장하기 위해서이다. 그래서 임상시험도 궁극적으로는 사람을 향해야 한다. 임상시험도 인술(仁術)의 장(場)이 될 수 있다. 부족한 점은 개선하고 앞으로의 변화에 대비하면서 임상시험의 긍정적인 면을 발전시켜 나가다 보면 바른 태도가 갖추어진 곳에 좋은 기회가 올 것이라고 믿는다.